Inga Kreideweiß

In vivo 19F-MR-Bildgebung zur Darstellung inflammatorischer Prozesse

Inga Kreideweiß

In vivo 19F-MR-Bildgebung zur Darstellung inflammatorischer Prozesse

Noninvasive Darstellung der Inflammation bei Hirninfarkt, Glomerulonephritis und Transplantatabstoßung

Südwestdeutscher Verlag für Hochschulschriften

Impressum/Imprint (nur für Deutschland/only for Germany)
Bibliografische Information der Deutschen Nationalbibliothek: Die Deutsche Nationalbibliothek verzeichnet diese Publikation in der Deutschen Nationalbibliografie; detaillierte bibliografische Daten sind im Internet über http://dnb.d-nb.de abrufbar.

Alle in diesem Buch genannten Marken und Produktnamen unterliegen warenzeichen-, marken- oder patentrechtlichem Schutz bzw. sind Warenzeichen oder eingetragene Warenzeichen der jeweiligen Inhaber. Die Wiedergabe von Marken, Produktnamen, Gebrauchsnamen, Handelsnamen, Warenbezeichnungen u.s.w. in diesem Werk berechtigt auch ohne besondere Kennzeichnung nicht zu der Annahme, dass solche Namen im Sinne der Warenzeichen- und Markenschutzgesetzgebung als frei zu betrachten wären und daher von jedermann benutzt werden dürften.

Coverbild: www.ingimage.com

Verlag: Südwestdeutscher Verlag für Hochschulschriften GmbH & Co. KG
Heinrich-Böcking-Str. 6-8, 66121 Saarbrücken, Deutschland
Telefon +49 681 37 20 271-1, Telefax +49 681 37 20 271-0
Email: info@svh-verlag.de

Zugl.: Düsseldorf, Heinrich- Heine Universität, Diss., 2012

Herstellung in Deutschland (siehe letzte Seite)
ISBN: 978-3-8381-3431-4

Imprint (only for USA, GB)
Bibliographic information published by the Deutsche Nationalbibliothek: The Deutsche Nationalbibliothek lists this publication in the Deutsche Nationalbibliografie; detailed bibliographic data are available in the Internet at http://dnb.d-nb.de.

Any brand names and product names mentioned in this book are subject to trademark, brand or patent protection and are trademarks or registered trademarks of their respective holders. The use of brand names, product names, common names, trade names, product descriptions etc. even without a particular marking in this works is in no way to be construed to mean that such names may be regarded as unrestricted in respect of trademark and brand protection legislation and could thus be used by anyone.

Cover image: www.ingimage.com

Publisher: Südwestdeutscher Verlag für Hochschulschriften GmbH & Co. KG
Heinrich-Böcking-Str. 6-8, 66121 Saarbrücken, Germany
Phone +49 681 37 20 271-1, Fax +49 681 37 20 271-0
Email: info@svh-verlag.de

Printed in the U.S.A.
Printed in the U.K. by (see last page)
ISBN: 978-3-8381-3431-4

Copyright © 2012 by the author and Südwestdeutscher Verlag für Hochschulschriften GmbH & Co. KG and licensors
All rights reserved. Saarbrücken 2012

Inhaltsverzeichnis

I Einleitung..3
    I.1 Ablauf einer Entzündung..6
        a) Makrophagen-chemoattraktiven Protein-1 (MCP-1/ CCL2)..............6
        b) Adenosin..7
        c) HLA-Antigene..9
    I.2 Hirninfarkt...11
    I.3 Glomerulonephritis..13
    I.4. Organtransplantation und deren Abstoßungsreaktion....................15
II Material und Methoden...17
    II.1 Tierpopulationen..17
    II.2 Herstellung der Perfluorcronenether-Emulsion.............................18
    II.3. Induktion der Krankheitsmodelle:...20
        a) Photothrombose...20
        b) Glomerulonephritis..21
        c) Herztransplantation..22
    II.4. MRT-Messungen:...24
        a) Gehirn..25
        b) Niere..25
        c) Herztransplantat...25
        d) Angiographie..26
    II.5. Hämatoxilin–Eosinfärbung..26
    II.6. Immunhistologische Färbung..27
III. Ergebnisse..29
        a) Infiltrationskinetik von Makrophagen nach Hirninfarkt................29
        b) Detektion inflammatorischer Prozesse in der Niere.....................36
        c) Detektion der Abstoßungsreaktion im iso- und allogenen
            Transplantationsmodell...45
IV. Diskussion..56
V. Abstract...64
VI. Literaturverzeichnis...66

I Einleitung

Entzündliche Prozesse sind mit einer Vielzahl von Krankheiten assoziiert. Gerade im Bereich des Herz–Kreislaufsystems erkranken jährlich Millionen von Menschen an kardialen, nephritischen oder zerebralen Leiden, die nicht nur das Gefäßsystem, sondern auch das Parenchym selbst betreffen.

Trotz der modernen bildgebenden Verfahren wie beispielsweise der Computertomographie (CT), Magnetresonanztomographie (MRT), Sonographie und der Positronen-Emissions-Tomographie (PET), ist zunächst nur eine anatomische und funktionelle Beurteilung der betroffenen Organe möglich. Zur genauen Diagnosestellung sind häufig invasive Eingriffe wie Biopsien nötig, um eine Entzündung im Gewebe sicher nachweisen zu können. Diese Maßnahme ist zeitlich sehr aufwändig und mit Kosten verbunden. Häufig müssen die entnommenen Gewebe zur Aufarbeitung und Auswertung in spezielle Institute gebracht werden, was mit langen Wartezeiten auf das Ergebnis verbunden ist. Trotz der schon heute weitreichenden technischen Möglichkeiten ist es jedoch noch nicht gelungen eine sichere Methode zur Darstellung entzündlicher Prozesse im Körper zu entwickeln. Idealerweise sollte dieses Verfahren schonend und wenig invasiv sein, um zusätzliche Komplikationen zu vermeiden und um das weitere therapeutische Vorgehen nicht zu behindern.

Von den oben genannten Methoden bietet die Kernspintomographie den besten Kontrast mit ausgezeichneter Auflösung für das Weichteilgewebe. Bei dieser Technik macht man sich die Tatsache zunutze, dass der Körper zu über 70% aus Wasser (H_2O) besteht und die Wasserstoffkerne (^1H) mit hoher Empfindlichkeit detektiert werden können. Allerdings sind kernspintomographische Methoden nicht auf den ^1H-Kern beschränkt, da auch andere Kerne wie ^{13}C, ^{31}P, ^{19}F gemessen werden können. Trotz der hervorragenden Auflösung im MRT lässt sich jedoch mit konventionellen Techniken kein Kontrast zwischen entzündetem und gesundem Gewebe im Protonenbild erzeugen.

Neuere Verfahren machen sich hierfür die „Kontrastbeladung" von Zellen, die in entzündliches Gewebe einwandern, zunutze. Zunächst sind dafür superparamagnetische Eisenoxidpartikel (SPIOs) verwendet worden, die eine hohe Affinität zum Monozyten-Makrophagen-System aufweisen ([1,2]). Durch ihre lokale Disposition führen sie zu Magnetfeldinhomogenitäten, wodurch es zur Auslöschung des MR-Signals kommt. Im ^1H-Bild sind schwarze Areale durch die Ablagerung dieser Nanopartikel zu erkennen. Dies ist zum Teil jedoch schwierig zu interpretieren, da Signalauslöschungen auch durch unspezifische Ursachen hervorgerufen werden können.

Aus diesem Grunde ist in den letzten Jahren im Institut für Herz- und Kreislaufphysiologie bzw. molekulare Kardiologie der Heinrich-Heine-Universität in Düsseldorf ein neues Verfahren entwickelt worden: Diese Methode ermöglicht die Darstellung inflammatorischer Prozesse mittels

^{19}F-MRT mit einem eindeutig positiven Kontrast. Das ^{19}F Fluorisotop (100% natürliche Häufigkeit) ist MR-aktiv und weist eine ähnliche Empfindlichkeit wie der ^{1}H-Kern auf. Zudem ermöglicht das nahezu vollständige Fehlen eines ^{19}F-Hintergrundes im Körper eine hochspezifische Detektion von in den Organismus eingebrachten fluorhaltigen Substanzen.

Das Überlagern von anatomischen ^{1}H-MR Bildern mit den morphologisch korrespondierenden ^{19}F-MR Bildern erlaubt dann eine genaue Lokalisation der Fluorablagerung im Körper. Dies lässt sich, wie in Abb. 1 ersichtlich, als sogenannter *Hot Spot* abgrenzen ([3]).

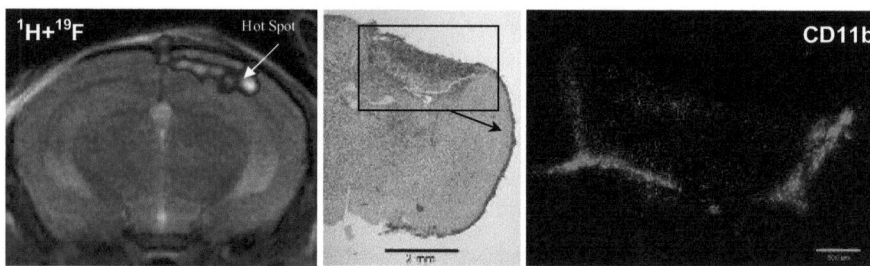

Abb. 1: Darstellung eines Hirninfarkts mittels ^{1}H-MR Bild und korrelierender ^{19}F- Messung. Diese stellt die Läsion als sogenannten „Hot Spot" in rot dar. Daneben ein histologisch aufgearbeiteter Schnitt aus dem zuvor gezeigten Areal in der Übersicht. Die letzte Abbildung zeigt die Infiltration von Makrophagen in das Randgebiet des Infarktes mittels immunhistologischer Färbung für CD11b. (Flögel et al, Circulation 2008)

Als Kontrastmittel wird eine Emulsion benutzt, die Perfluorcarbone (PFC) als Nanopartikel verpackt, beinhaltet. Diese Substanzklasse ist biochemisch inert und Mitglieder dieser Familie wie das Perfluordecalin, Perfluortripropylamin, Perfluordichloroctan und Perfluoroctylbromid (Oxygent) sind bereits klinisch als Blutersatzstoffe eingesetzt worden ([4]).

Für die oben dargestellten Versuche wurde Perfluor-15-crone-5-ether verwendet, in dem alle 20 Fluorkerne chemisch äquivalent sind. Dadurch weist die Substanz ideale Eigenschaften zur Detektion im ^{19}F-MR auf. Nach intravenöser Gabe der PFCs werden sie – ganz ähnlich wie die oben erwähnten SPIOs - vom Monozyten-Makrophagen-System aufgenommen. Diese zur zellulären Abwehr gehörenden Zellen wandern nun mit den zuvor phagozytierten Nanopartikeln in das entzündete Gewebe. Die inflammatorisch veränderten Areale können dann durch die Kombination von ^{1}H-MR Bildern und korrespondierenden ^{19}F-MR Bildern identifiziert werden (siehe Abb. 1)([5]).

Aufbauend auf diesen initialen Befunden werden in der vorliegenden Arbeit vertiefende Untersuchungen zur Darstellung inflammatorischer Prozesse mittels ^{19}F-MRT durchgeführt. Zum einen soll näher beleuchtet werden, welche Makrophagen-Subpopulation zur Kontrastierung entzündeter Areale im Hirn nach lokaler cerebraler Ischämie beiträgt. Zum anderen soll geklärt werden, ob das vorgestellte Verfahren auch auf andere Organe wie beispielsweise die Niere übertragen werden kann. Des Weiteren soll untersucht werden, ob auch Organabstoßungen, die ebenfalls durch eine Immunantwort charakterisiert sind, mittels ^{19}F-MRT visualisiert werden können.

Im Folgenden wird nun zunächst eine Übersicht über wesentliche Aspekte im inflammatorischen Geschehen gegeben, um anschließend deren Relevanz für die untersuchten Krankheitsmodelle deutlich zu machen. Für ein besseres Verständnis der durchgeführten Versuchsmodelle wird im Anschluss auf wichtige Details der einzelnen Krankheiten vertiefend eingegangen.

I.1 Ablauf einer Entzündung

Eine Entzündung kann durch eine Vielzahl von verschiedenen Noxen hervorgerufen werden. Diese können mikrobieller, physikalischer, chemischer und ischämischer Art sein oder durch Immunreaktionen verursacht werden. Die dadurch entstehende Gewebsdestruktion führt zu einer Ausschüttung von Entzündungsmediatoren (Zytokine, Plättchen aktivierende Faktoren), die dem Immunsystem chemotaktische Reize vermitteln. So sind die Abwehrzellen nun in der Lage zu dem Ort des Geschehens zu wandern, den inflammatorischen Prozess einzudämmen und im besten Fall zu beseitigen.

Im Mittelpunkt dabei stehen die Leukozyten (neutrophile Granulozyten, Monozyten/Makrophagen und Lymphozyten), deren Reaktionen sich in sequentielle Schritte einteilen lassen:

- § Margination, d.h. der Wechsel zwischen schnell fließendem, zentralem Strombereich in den randnahen, langsam fließenden.
- § Interaktion mit dem Endothel (endothelial-leukozytäre-Interaktion) durch Adhäsionsmoleküle wie den Selektinen und Integrinen.
- § Diapedese, d.h. Einwanderung von Zellen in das Gewebe und Ausschüttung von Chemokinen
- § Phagozytose durch vorherige Opsonierung und Präsentation von Rezeptoren

Im Hinblick auf den Ablauf inflammatorischer Prozesse spielen zahlreiche Mediatoren eine wichtige Rolle. In dieser Arbeit gilt ein besonderes Augenmerk bestimmten Chemokinen (Makrophagen-chemoatraktiven Protein-1 (MCP-1 oder CCL2), dem Adenosin und den HLA-Antigenen. Diese werden im Folgenden näher erläutert.

I.a: Makrophagen-chemoattraktives Protein-1 (MCP-1/ CCL2)

Das Makrophagen-chemoattraktive Protein-1 (MCP-1 oder auch CCL2) ist vielfach in inflammatorischen Prozessen vertreten. Dieses Chemokin gehört zu einer Superfamilie proinflammatorischer Proteine, die eine zellspezifische, direkte Migration in entzündliches Gewebe fördern ([6]). Dabei gibt es vier Subfamilien (CC, CXC, CX3C und C) die sich biochemisch, strukturell und auch funktionell unterscheiden ([7]). Die Chemokine fördern nicht nur die Migration von Immunzellen, sondern wirken auf diese zusätzlich aktivierend. Die entsprechenden Chemokinrezeptoren gehören zu den G-Protein-gekoppelten Rezeptortypen, wobei der Signalweg häufig über heterotrimere G_i-Proteine abläuft.

MCP-1 spielt besonders bei der Regulation einer postischämisch induzierten Entzündung eine Rolle. Es gehört zu der CC-Familie ([8]) und hat einen starken Einfluss auf die Rekrutierung von Monozyten, Makrophagen, neutrophilen Granulozyten und aktivierten T-Lymphozyten ([9]). Der entsprechende CCR2-Rezeptor ist verstärkt auf Hirnendothelzellen und auf Monozyten und Makrophagen ([10]) zu finden. Während einer Entzündungsreaktion wird dieser Rezeptor hochreguliert und es kommt zu einer vermehrten Freisetzung von CCL2 durch Astrozyten und mikrovaskuläre Endothelzellen im Gehirn. Die Interaktion von CCL2 und dessen Rezeptor verändert dann die Morphologie des endothelialen *Tight junction* Proteins, welches für die Undurchlässigkeit der Bluthirnschranke (BHS) eine entscheidende Rolle spielt. Die vermehrte Fragmentierung bzw. ein vollständiger Verlust dieses interzellulären Adhäsionsmoleküls ([11]) führt zu einer vermehrten Penetrationsfähigkeit der BHS für Moleküle und Immunzellen. Als Folge kann eine verstärkte Infiltration von Monozyten und neutrophilen Granulozyten im entzündlichen Gewebe nachgewiesen werden ([12;13]).

Zur Untersuchung inwieweit dieser Signalweg dazu beiträgt „kontrastbeladene Zellen" in inflammatorische Areale zu „locken", wurden in der Literatur in einem Modell über die fokale cerebrale Ischämie zwei verschiedene Inhibitoren beschrieben. Zum einen MC21, welches eine selektive Blockade von CCR2 verursacht, die die Internalisierung durch das MCP-1 verhindert ([13]) und damit die Aktivität der rezeptorexprimierenden Monozyten und Makrophagen herabsetzt. Zum anderen wurden Clodronat-Liposomen (Clolip) für eine selektive Depletion der Makrophagen verwendet. Dabei handelt es sich um Liposome, die Dichloromethylen-Bisphosphonate (Cl_2MBP) enthalten und von phagozytierenden Makrophagen aufgenommen werden. Im Inneren wird nun durch den Einfluss von Phospholipasen das Cl_2MBP freigesetz, das zur Apoptose der Makrophagen führt. Der genaue Mechanismus ist zurzeit jedoch noch nicht bekannt ([14]). Weitere Leukozytenpopulationen wie neutrophile Granulozyten und Lymphozyten nehmen diese Substanz nicht auf und bleiben primär funktionstüchtig. Sie werden sekundär durch die Depletion der Makrophagen beeinflusst, da die Antigenpräsentation und damit einhergehende Aktivierung durch diese Zellen erfolgt. Durch die nun fehlende Antigenpräsentation bleibt die Aktivierung der Lymphozyten aus, wodurch der Teil der humoralen Abwehr ebenfalls herunterreguliert wird. Die Makrophagen werden jedoch nur für ca. einen Tag eliminiert, da Clolip eine kurze Halbwertszeit im Kreislauf und in den Körperflüssigkeiten aufweist.

I. b: Adenosin

Das Adenosin ist ein Signalmolekül, das als Produkt des kaskadenförmigen Abbaus von Adenosintriphosphat (ATP) entsteht. Damit es an den verschiedenen G-Protein-gekoppelten Rezeptoren, den Adenosinrezeptoren, wirken kann, muss zunächst das ATP über Ectonukleosid-Triphosphat-Diphosphohydrolase 1 (CD39) zu Adenosinmonophoshat (AMP) abgebaut werden. Anschließend wird das AMP durch die Ecto-5'-Nukleotidase (CD73) zu Adenosin dephosphoryliert. (siehe Abb. 2)

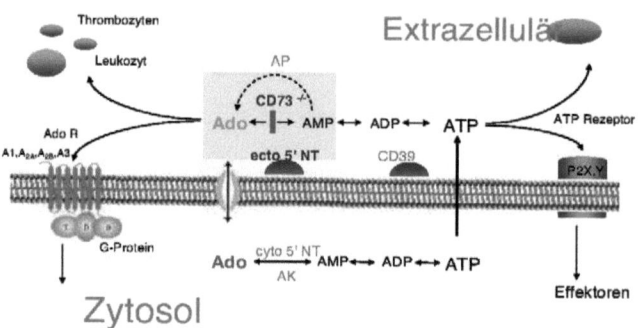

Abb. 2: Verstoffwechselung von Adenosinmonophosphat über das Enzym Ecto-5'-Nukleotidase (CD73) zu Adenosin. Nach enzymatischer Spaltung kann es an den gewebsspezifischen Rezeptor binden und über die jeweilige Signalkaskade eine Inflammationshemmung verursachen.

Die Konzentration von ATP ist intrazellulär recht hoch und beträgt 3-10 mM. Extrazellulär hingegen ist sie deutlich niedriger und liegt im Plasma bei etwa 400–700 nM. Die Konzentration von Adenosin ist dagegen 10-mal geringer (40-80 nM) ([15]). Dies kann sich im Verlauf einer Entzündung, Ischämie oder Hypoxie dramatisch ändern. Die Rezeptoren, an die sich das Adenosin bindet, sind membranständig und G-Protein-gekoppelt. Diese können einerseits einen stimulierenden Einfluss über die Adenylatcyklase oder über die Phospholipase C haben, andererseits können sie durch eine Hemmung auch eine Signalweiterleitung verhindern ([16;17]).

Je nach Organ und Rezeptortyp kann das Adenosin an den unterschiedlichsten Prozessen beteiligt sein. So findet sich der A_1-Rezeptor hauptsächlich im Gehirn, Immunsystem, Herz und in den Blutgefäßen. Am Herzen ist er an der ischämischen Präkonditionierung ([18;19]) beteiligt. Auch eine kardioprotektive Wirkung nach Herzinfarkt wird dem A_1-Rezeptor zugeschrieben ([19;19;20]). Eine antiinflammatorische Wirkung wird über den A_2-Rezeptor vermittelt, da dieser die Degranulation von Mastzellen, aber auch die Freisetzung von TNF-α durch Monozyten ([21]) und die Ausschüttung von HO_2^- von Neutrophilen hemmt ([22]). Auch im Rahmen der Apoptoseinduktion sind sowohl der A_{1a}-, der A_{2b}-, als auch der A_3-Rezeptor, die vornehmlich in Herz, Gehirn und Immunsystem vorkommen, beteiligt.

Besonderes Interesse gilt hier jedoch der Ecto-5'-Nukleotidase (CD73), welche den Rezeptoren das eigentliche Substrat Adenosin zur Verfügung stellt. Dieses Enzym katalysiert wie in Abb. 2 dargestellt den letzten Schritt des ATP-Abbaus über AMP zum Endprodukt Adenosin. Zur Untersuchung der Relevanz dieses Stoffwechselweges wurde im Institut für Herz-Kreislauf-Physiologie eine transgene Maus generiert. Bei der sogenannten CD73-Knockout Maus wurde das Enzym CD73 deletiert. Dadurch kommt es zu einer verminderten Bereitstellung von extrazellulärem Adenosin, wodurch unter anderem die kardioprotektive und antiinflammatorische Komponente ausgeschaltet ist. Im Rahmen dieser Arbeit soll untersucht werden, ob sich Unterschiede im Ausmaß der inflammatorischen Reaktion zwischen transgenen Tieren und Wildtypen im MRT mithilfe der PFCs darstellen lassen. Hierzu wurde ein murines Glomerulonephritismodell, das im Folgenden detailliert beschrieben wird, verwendet.

I c: HLA-Antigene

Bei einer Transplantatabstoßung wird dem Humanen-Leukozyten-Antigen System (HLA) einen besondere Bedeutung zugeschrieben. In der Transplantationsmedizin werden diese Antigene von Spender und Empfänger auf deren Übereinstimmung überprüft (*gematched*), um das Risiko für eine Abstoßung des Gewebes so gering wie möglich zu halten.

T-Zellen haben auf ihrer Oberfläche spezifische Rezeptoren, die dazu dienen bestimmte fremde Antigene im Körper zu erkennen und zu binden. Dies führt zur Aktivierung der T-Zelle und je nach Klassenmerkmal (I oder II) zu einer verstärkten zellulären Immunantwort oder zu einer Aktivierung von B-Zellen mit Antikörperproduktion (AK-Produktion). T-Zellen erkennen ihr Antigen jedoch nur, wenn es an ein „Major-Histocompatibility-Complex (MHC)" Produkt gekoppelt ist (MHC-Restriktion). Dabei handelt es sich um die oben bereits erwähnten HLA-Proteine, die ein Produkt der MHC-Gene (auf Chromosom 6 lokalisiert) sind. So benötigen die T-Helferzellen Produkte der MHC-Klasse II (HLA-DP, -DQ, -DR) und zytotoxische T-Zellen der MHC Klasse I (HLA-A, -B, -C). Dabei werden auf allen kernhaltigen Zellen des Körpers MHC-Klasse I Antigene exprimiert, MHC-Klasse II hingegen nur auf bestimmten Zellen der Immunabwehr (Monozyten, Makrophagen, B-Lymphozyten).

Die MHC-Restriktion kann zu starken Abstoßungsreaktionen führen, wenn auch nur ein MHC-I Antigen nicht identisch ist (Allo-Antigen). Daher werden sie auch als Transplantationsantigene bezeichnet. Dadurch erkennen die T-Zellen des Empfängers die fremden HLA-Proteine des Spenders und koordinieren die nachfolgende Immunantwort zur Zerstörung des fremden Gewebes. Anschließend folgt die Infiltration von Monozyten und Makrophagen zur Abräumung des Zelldebris. Bei der hyperakuten Abstoßungsreaktion, die sich innerhalb von Minuten bis

Stunden manifestieren kann, liegen meist schon Allo-Antikörper (zytotoxische AK) vor, die über eine Komplementaktivierung und Fibrinablagerung in Gefäßen zu einem Verschluss und damit zu einer Unterversorgung des Gewebes führen ([23]).

Die akute Abstoßung innerhalb von Tagen bis Wochen wird durch die Infiltration zytotoxischer T-Lymphozyten in das Organ koordiniert. In der vorliegenden Arbeit wurde die spezifische Detektion einer Organabstoßung, die von Monozyten und Makrophagen begleitet wird, im murinen Tiermodell mittels der oben beschriebenen ^{19}F-Methode untersucht werden. Besonderes Interesse galt der frühzeitigen Detektion des Beginns und der Progression der Abstoßungsreaktion.

I.2 Hirninfarkt

Jährlich erleiden 180/100000 Menschen in Deutschland einen Apoplex. Davon sind im Altersbereich von 55–64 Jahren 300/100000/Jahr betroffen; 800/100000/ Jahr sind es mit 65–74 Jahren. Männer sind häufiger betroffen als Frauen, wobei die Prävalenz an einem Schlaganfall zu erkranken mit dem 60. Lebensjahr für beide Gruppen steil ansteigt. Aus diesem Grund ist, nach der koronaren Herzkrankheit (KHK) und dem Herzinfarkt, der Hirninfarkt eine häufige Todesursache in Deutschland ([24]).

Die Ätiologie dieser Erkrankung kann vielseitig sein und geht mit zahlreichen Risikofaktoren, wie zum Beispiel Rauchen und Übergewicht, einher. Die Lokalisation des Verschlusses führt zu unterschiedlichen Symptomatiken, wobei es Prädilektionsstellen gibt, an denen es besonders häufig zu Gefäßeinengungen kommt. Arterielle Embolien können ihre Genese im linken Vorhof bzw. Herzohr durch Vorhofflimmern haben oder auf dem Boden von Klappenvitien bzw. Endokarditiden entstehen. Ebenfalls können sie über gelöste, ulzerierte Plaques zu Stenosen zentraler Gefäße führen. Das Ausmaß der resultierenden neurologischen Störung ist dabei abhängig von der Größe des ischämischen Hirnareals basierend auf der Lokalisation der Stenose, der Blutviskosität sowie dem Vorhandensein kompensatorischer Anastomosen.

Durch eine Unterversorgung des betroffenen Gebiets entsteht ein Hirnödem. Dies ist definiert als eine abnormale Akkumulation von Flüssigkeit im Hirngewebe, die eine Volumenzunahme der Zellen und des Gewebes bewirkt. Für diese Ansammlung werden zwei Hauptursachen unterschieden: Zum einen das zytotoxische Hirnödem, das durch eine metabolische Störung zu einer Schwellung der Zellkompartimente führt. Zum anderen das vasogen verursachte Ödem, das durch den Verlust der Bluthirnschranke (BHS) zu einer erhöhten Permeabilität von Makromolekülen führt ([25]). Beim zytotoxischen Hirnödem kommt es während der Ischämie zu einer Verschiebung von interstitiellem Wasser in intrazelluläre Kompartimente, verursacht durch eine Hemmung des Elektronentransports und oxidativer Phosphorylierung. Aufgrund des Mangels an ATP und Phoshokreatin sowie dem gleichzeitig in der Umgebung absinkenden pH, können die energieabhängigen Ionentransporter wie die Na^+-K^+-ATPase nicht mehr betrieben werden. Es kommt zur Ansammlung von Na^+, Cl^- und Ca^{2+} sowie zum Absinken der K^+-Konzentration in der Zelle, was zur anoxischen Depolarisation der Membran ([26]) und Verschiebung des osmotischen Gardienten führt. Daraus resultiert ein vermehrter Einstrom von Wasser. Durch den nun herrschenden anaeroben Metabolismus kommt es zu einer Laktatazidose. Der damit einhergehende pH-Abfall fördert die Schwellung und führt zu einer Freisetzung von Radikalen und Eisen ([27]). Das vasogene Ödem entsteht anschließend durch eine erhöhte Penetrationsfähigkeit der BHS. Ihre Funktion beruht auf der Interaktion interzelullärer Strukturen wie den *Tight Junctions*, sodass nur ein geringer Anteil an Molekülen über Ionentransporter, fenestriertes Endothel und durch Pinozytose in das Gehirn eindringen kann. Damit stellt BHS für das Hirngewebe einen wichtigen Schutzmechanismus vor neurotoxischen Substanzen dar ([28]). Ein Zusammenbruch dieser geht mit einem Verlust der *Tight juctions* einher, getriggert durch eine Elektrolytverschiebung, eine zunehmende Auschüttung von freien Radikalen und eine aktive proteolytischen Degradation der extrazellulären Matrix. Die daraus resultierende vermehrte Durchlässigkeit von Makromolekülen, Entzündungszellen (vorwiegend neutrophile Granulozyten und Makrophagen) und Blutprodukten fördert weiter das maligne Hirnödem. Besonders die Infiltration von neutrophilen Granulozyten sowie Monozyten und die sich anschließende inflammatorische Reaktion, führt mit der Ausschüttung von TNF-α, Integrinen und Interleukinen ([29]), ebenso wie dem oben bereits ausführlich erläuterten Chemokin CCL2 ([8]) zu einer vermehrten endothelialen Permeabilität. Zurzeit ist allerdings noch völlig unklar, inwieweit das Ausmaß der entzündungsbedingten Antwort den Grad der resultierenden Schädigung und das spätere Outcome beeinflusst.

Daher ist eine genaue Analyse der mit dem Hirnödem assoziierten Faktoren über die Einwanderung von Entzündungszellen und deren Mediatoren von grundlegender Bedeutung, um sowohl mögliche neue therapeutische Angriffspunkte zu identifizieren, als auch eine sensitive und zeitnahe Diagnostik durchführen zu können. Die in dieser Arbeit durchgeführten Untersuchungen zur frühzeitigen und spezifischen Darstellung postischämisch verursachter inflammatorischer Prozesse im Gehirn mittels „kontrastbeladener" Immunzellen durch das MRT sollen einerseits einen Beitrag zur Etablierung einer neuen diagnostischen Modalität leisten, andererseits einen näheren Einblick in die an der Kontrastierung beteiligten Immunzellen geben. Wie oben bereits beschrieben, erfolgt in unserem Experiment die Depletion einer Subpopulation von Immunzellen durch die Gabe von Clolip sowie durch die Blockade des CCR2-Rezeptors mittels MC21.

I.3. Glomerulonephritis

Circa 10% der Bevölkerung entwickeln in ihrem Leben aufgrund einer Entzündung oder chronischen Erkrankung (bspw. Diabetes mellitus, KHK) ein Nierenleiden. Dabei steht die Glomerulonephritis (GN) im Vordergrund, die eine Reihe immunvermittelter Erkrankungen umfasst. Diese führen zu einer intraglomerulären Inflammation sowie zellulärer Proliferation, was letztendlich in einer Niereninsuffizienz enden kann (15 % der Fälle).

Man unterscheidet die primär und die sekundär bedingte Glomerulonephritis. Die Primäre ist definiert als Erkrankung, die sich ohne Zeichen einer systemischen Beteiligung an den Glomeruli abspielt. Im Gegensatz dazu wird die Sekundäre durch verschiedene Systemerkrankungen verursacht. Beispielhaft dafür sind Autoimmunerkrankungen wie der Lupus erythematodes, aber auch postinfektiöse, nicht vollständig ausgeheilte Infektionskrankheiten wie eine Tonsillitis oder eine Endokarditis lenta. Abzugrenzen davon sind die nicht-entzündlich bedingten Glomerulopathien, die ihren Ursprung in einem Diabetes mellitus (diabetische Glomerulosklerose) ([30]) oder einer Amyloidose haben. Durch die unterschiedlichen Auslöser sind eine Reihe proinflammatorischer Mediatorsysteme an der Entwicklung der Entzündung beteiligt. So kommt es zur Komplementaktivierung und einem Influx von Leukozyten, Monozyten und Makrophagen, wie auch zur Ausschüttung proteolytischer Enzyme und Zytokinfreisetzung, die alle gemeinsam das Ausmaß der Inflammation bestimmen ([31]). Die Beteiligung von Adenosin und der Ecto-5'-Nukleotidase (CD73) an den entzündlichen Reaktionen, wie oben bereits ausführlich erläutert, spielt dabei wahrscheinlich eine wichtige Rolle. Ebenso die Auslösung der Gerinnungskaskade, die zu einem thrombotischen Verschluss führen kann und die Zunahme der glomerulären Zellzahl durch Abgabe von epidermalen Wachstumsfaktoren (EGF) und dem Platelet–Growth-Faktor ([32]), tragen entscheidend zum weiteren klinischen Verlauf bei.

Bis heute gehört die Urindiagnostik, die eine Proteinurie oder Hämaturie aufzeigt, zur richtungsweisenden, nicht-invasiven Standarduntersuchung für eine Schädigung der glomärulären Basalmembran, einhergehend mit einer ineffektiven Filtration. Weiterführend werden Laborparameter wie das Kreatinin, der Harnstoff und das C-reaktive-Protein (CRP) erhoben ([33]). Man muss jedoch einschränkend sagen, dass es sich beim Kreatinin um einen durch äußere Gegebenheiten stark beeinflussbaren Parameter handelt. So können die Muskelmasse, das Alter und das Geschlecht das Kreatinin fälschlich zu hoch oder zu niedrig erscheinen lassen. Auch das CRP ist nicht organspezifisch, sondern weist nur auf einen generellen entzündlichen Prozess im Organismus hin. Lediglich der Harnstoff wäre renal spezifisch, was jedoch aufwändiger und teurer in der labortechnischen Analyse ist. Die Ultraschalldiagnostik zur Detektion von parenchymatösen Veränderungen der Niere ([34]) stellt, neben dem strahlenbelastenden CT, eine der letzten nicht-invasiven Abklärungsmaßnahmen dar. Allerdings gibt es keine eindeutigen Zeichen in der

Sonographie, die eine sichere Diagnose liefern. Abnormitäten wie ein Verlust der kortikomedullären Differenzierung, eine Kompression der Kalizes bzw. der renalen Sinus oder andere echogene Veränderungen ([35]) sind im Initialstadium der Krankheit wenig ausgeprägt oder gar nicht vorhanden und können daher leicht übersehen werden.

Eine exakte und sichere Methode zur Entzündungsdiagnostik stellt nur die invasive Nierenbiopsie dar. Diese weist die ins renale Gewebe infiltrierten Entzündungszellen nach. Damit ist sie der Goldstandard zur genauen Diagnostik der Glomerulonephritis. In der Uniklinik Düsseldorf werden jährlich 350 Nierenbiopsien durchgeführt, wovon 20% zur Abklärung einer Glomerulonephritis dienen. Aber auch bei diesem Verfahren gibt es Einschränkungen: So kann es wegen der Entnahme lediglich kleiner Gewebestücke zu Stichprobenfehlern kommen, was zu dem fälschlichen Ergebnis eines gesunden Gewebes führen kann. Des Weiteren kommt es durch den invasiven Eingriff zu einem erhöhten Narkose- und Infektionsrisiko für die Patienten.

In der vorliegenden Arbeit soll anhand eines murinen Glomerulonephritsmodells die Validität der Entzündungsdarstellung in der Niere unter Zuhilfenahme des ^{19}F-MRT überprüft werden. Dazu wurden die transgenen und die Wildtyp Mäuse zunächst vorbehandelt, um den inflammatorischen Prozess in der Niere auszulösen. Dafür wurde ihnen ein heterologer Antikörper injiziert, der vorher aus Kaninchenserum extrahiert wurde (Rabbit-anti-mouse GBM-Antiserum). Dieser bindet an die glomeruläre Basalmembran (GBM) der Niere und verursacht sowohl eine Aktivierung des Komplementsystems, als auch einen Influx bzw. eine Akkumulation von polymorphkernigen Granulozyten. Diese beiden Bestandteile des Immunsystems sind nun Auslöser einer Entzündungsreaktion, die sich in Fibrinablagerungen bis hin zu einer Nekrotisierung der glomerulären Kapillaren fortführt. Begleitet wird diese erste heterologe Phase von einer dosisabhängigen Proteinurie. In einer zweiten Reaktion bindet ein autologer Antikörper an den ihm heterologen und lagert sich ebenfalls entlang der Basalmembran an, wodurch weitere immunologische Vorgänge ablaufen.

I.4. Organtransplantation und deren Abstoßungsreaktion

Die Transplantation bezeichnet die Verpflanzung eines Organs oder Gewebes im Organismus. Dabei können verschiedene Formen unterschieden werden. Im autologen oder autogenen Verfahren sind Spender und Empfänger die gleiche Person. Die isogene bzw. syngene Transplantation beschreibt die Verpflanzung zwischen eineiigen Zwillingen und beinhaltet eine genetische Identität. Für die allogene Transplantation gehören Spender und Empfänger lediglich der gleichen Art an. Im Gegensatz dazu gibt es noch xenogene Verfahren, in dem Spender und Empfänger einer unterschiedlichen Spezies angehören. Beispiele sind die Verpflanzung von Schweine- oder Rinderherzklappen in den Menschen. Mit Ausnahme der autologen und isogenen Transplantation müssen die Empfänger in alle anderen Verfahren mit immunsuppressiven Maßnahmen vorbehalten werden, um eine mögliche Abstoßung des Gewebes vom Körper zu verhindern. So kann es bei einer ineffektiven Immunsuppression dazu kommen, dass die T-Zellen des Empfängers das Spendergewebe als fremd erkennen und mithilfe der zellulären und humoralen Abwehr einen Abstoßungsprozess initiieren ([36,37]). Ursächlich dafür sind die in der Einleitung bereits ausführlich beschriebenen oberflächlichen Histokompatibilitäts-Antigene (MHC) ([23]). Sie sind für jedes Individuum spezifisch und genetisch festgelegt. Deswegen wird vor der Transplantation ein „Matching" dieser Gene durchgeführt ([38]), um eine möglichst genaue Übereinstimmung dieser HLA-Antigene von Spender und Empfänger zu erreichen. Das Risiko einer Abstoßung soll damit so weit wie möglich minimiert werden.

Die Ungewissheit über den genauen Beginn der Abstoßungsreaktion gestaltet sich als schwieriger Einflussfaktor sowohl in der diagnostischen als auch in der therapeutischen Intervention. So kann es sowohl zu akuten, als auch chronischen Reaktionen kommen. Die akute Abstoßung kann unmittelbar im Anschluss an die Transplantation (wenige Tage) entstehen; möglicherweise verursacht durch die nicht vollständige Übereinstimmung der HLA- Antigene und dem damit assoziierten Angriff des angeborenen Immunsystems gegen das fremde Gewebe. Die anschließende Infiltration von Immunzellen (Neutrophile, Monozyten/Makrophagen) löst im transplantierten Organ einen inflammatorischen Prozess aus ([39]). Dieser führt zu einem Absterben der Zellen und endet in der Nekrose des Gewebes, gefolgt von vollständigem Funktionsverlust. Im Gegensatz dazu steht die chronische Abstoßung, die sich besonders an den Gefäßen als Transplantat-Vaskulopathie (TVP) manifestiert ([23]). Primär betroffen davon ist hauptsächlich die Endstreckenversorgung, die später zu einer Minderperfusion des Gewebes führt. Letztendlich endet dies ebenfalls in Nekrosen und im Untergang des Parenchyms.

Hinsichtlich der Diagnostik lassen Ultraschall und CT nur eine morphologische Beurteilung des Organs zu. Der entzündliche Prozess lässt sich hier nicht darstellen. Hinweisgebend ist dann die Labordiagnostik durch Parameter wie das CRP, eine erhöhte Leukozytenzahl oder auch organspezifische Faktoren (bspw. Troponin-I/ T, CK-MB für untergehendes Herzmuskelgewebe). Eine sensitive Abklärung ist wie auch im Fall der GN nur durch invasive Maßnahmen d.h. eine Biopsie möglich. Die histologische Beurteilung erfolgt mittels Grading vom Stadium 0–4. Die Einteilung in leichte, mittelschwere und schwere Abstoßungsreaktion geschieht durch Begutachtung der lymphozytären Zellinfiltration mit Ausprägung der nekrotisch veränderten Zellen im Gewebe. Jedoch spielen Stichprobenfehler auch in der Abstoßungsdiagnostik eine wesentliche Rolle. Ebenfalls birgt auch hier die Biopsie, wie oben bereits erwähnt, das Risiko einer zusätzlichen Infektionsquelle, aber auch eine körperliche Belastung des Empfängers durch die Narkose. Hinsichtlich nicht-invasiver Verfahren zur Diagnostik eines Abstoßungsprozesses wurden einige Versuche unter Verwendung von SPIOs publiziert ([40]), jedoch hat sich diese Methode aufgrund zahlreicher Einfluss- und Störfaktoren im klinischen Alltag nicht durchgesetzt.

In der vorliegenden Arbeit soll geklärt werden, inwieweit sich die Transplantatabstoßung anhand der assoziierten entzündlichen Prozesse mittels ^{19}F-MRT detektieren lässt. Dabei wurde ein murines heterotopes abdominales Transplantationsmodell verwendet, bei dem die Kinetik der Abstoßungsreaktion anhand der PFC-Aufnahme in allogenen und isogenen Transplantationen untersucht wurde.

II Material und Methoden

II.1 Tierpopulationen

Die Untersuchung der inflammatorischen Prozesse und deren Darstellung im MRT wurde anhand von verschiedenen Tiermodellen vorgenommen. Diese wurden im Einklang mit den nationalen Richtlinien für Tierschutz durchgeführt und von der Bezirksregierung Düsseldorf überprüft und genehmigt.

<u>Hirnmodell:</u>

Es wurden männliche C57BL/6 Mäuse verwendet im Alter von 10-12 Wochen und einem Gewicht von 20–25 g.

<u>Nierenmodell:</u>

Es kamen männliche C57BL/6 Wildtypen und auf 10 Generationen zurückgekreuzte CD73-defiziente Mäuse ($CD73^{-/-}$) beider Geschlechter im Alter von 6-8 Monaten und einem Gewicht von 20-25 g zum Einsatz.

<u>Transplantationsmodell:</u>

Für das Transplantationsmodell wurden männliche 25-30 g schwere und 10-12 Wochen alte C57BL/6 ($H-2^b$) und C57B10.A ($H-2^a$) Tiere genutzt. $H-2^a$ und $H-2^b$ kennzeichnen die entsprechenden Histokompatibiltätsantigene (HLA) in der Maus.

II.2 Herstellung der Perfluorcronenether-Emulsion:

Die Herstellung der Perfluorcronenether-Emulsion erfolgte mittels Hochdruckhomogenisation. Dazu wurde eine sterile und isotone Nanoemulsion produziert, da die PFCs zwar flüssig, aber im Reinzustand völlig wasserunlöslich sind. Nach Injektion der Reinsubstanz hätte dies zu einer Embolie geführt.

Für die Nanoemulsion wurden folgende Materialien benötigt (wenn nicht anders spezifiziert, wurden alle Chemikalien von Sigma beschafft):

Substanz	Abkürzung	Anmerkung
Perfluorcronenether Chempur, Karlsruhe	PFC	perfluorierte Verbindung
Lipoid E80 Ludwigshafen, Deutschland	E80	Emulgator, Lecithin aus Eigelb
2-(4-(2-Hydroxyethyl)-piperazinyl- ethansulfonsäure $\geq$ 99,5 %	HEPES	Puffersubstanz
Glycerol, wasserfrei $\geq$98% Ph. Eur.		Isotonisierender Zusatz
NaOH		Einstellung des pH Wertes des Puffers
Wasser für Injektionszwecke		

Für die Herstellung der Nanoemulsion wurde folgende Zusammensetzung gewählt.

Substanz	Konzentration [%]	Einwaage [g]
Perfluorkronenether	10	5,00
Lipoid E80	4	2,00
Puffer	86	43,00

Dazu wurde der Emulgator Lipoid E80 eingewogen und der isotone Puffer hinzugefügt. Abgedeckt mit Parafilm wurde dieser bei Raumtemperatur mit einem Magnetrührer 30 min lang dispergiert. Danach wurde der Perfluorcronenether hinzugefügt. Anschließend wurde diese Mischung mit einem Hochleistungsdispergierer (Ultra-Turrax IKA T18 basic; Staufen, Deutschland) auf Stufe 2-4 für ca. 2 Minuten vorhomogenisiert.

Die entstandene Rohemulsion wurde mit einem Emulsiflex C5 Hochdruckhomogenisator (Avestin; Mannheim, Deutschland) zu einer Nanoemulsion verarbeitet. Gestartet wurde mit einem Eingangsdruck von 5 bar und einem Homogenisierungsdruck von 1000 bar. Die bereits homogenisierte Flüssigkeit wurde wieder in einem Becherglas aufgefangen und durchlief den Zyklus erneut. Ca. 10 Zyklen wurden dabei durchgeführt. Nach Fertigstellung dieses Prozesses wurde die Nanoemulsion abgefüllt und autoklaviert. Die Sterilisation erfolgte unter gesättigtem Wasserdampf, d.h. unter Anwesenheit von Luft, bei einer Temperatur von 120 °C und einem Druck von 15 bar. Abschließend erfolgte die Kontrolle der Partikelgröße (Ø 130 nm) über dynamische Lichtstreuung unter Verwendung des ZetatracTM (Partikel Metrix; Meerbusch, Deutschland). Die Lagerung erfolgte bei 6 °C.

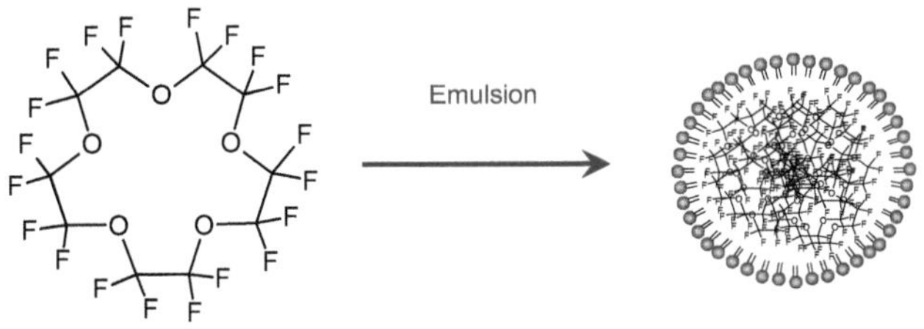

Abb. 3: Links dargestellt: Strukturformel des Perfluorcronenether; rechts dargestellt: Nanoemulsion nach Durchführung der Herstellungsprozedur (Modifizierte Darstellung aus Flögel et al. 2008).

II.3 Induktion der Krankheitsmodelle

a) Photothrombose:

Für die Auslösung eines Hirninfarkts wurden folgende Teilschritte in Zusammenarbeit mit Mitarbeitern der Neurologie der Universitätsklinik Düsseldorf durchgeführt:

Die Tiere wurden zunächst mit Enfluran 2:1 N_2O/O_2 atm narkotisiert. Ein an eine Kaltlichtquelle gekoppelter Lichtleiter (Schott EL 1500, Mainz, Germany) wurde 2,5 mm posterior und 2,5 mm lateral vom Bregma zentriert. Nach intraperitonealer Injektion von 1 mg Bengalrosa (Sigma) wurde das Gehirn durch die intakte Schädeldecke für 15 min. beleuchtet. Dadurch wurde eine Photothrombose verursacht, die eine Ischämie des betroffenen Hirngebiets auslöste.

Für die Depletion der Tiere, durch Blockade der CCR2-Rezeptorexprimierenden Makrophagen und Monozyten, wurden 500 µl einer Lösung mit MC21 verabreicht. Eine vollständige Ausschaltung der Makrophagenpopulation wurde durch 200 µl der oben bereits beschriebenen Substanz Clolip bewirkt. Diese wurden zu verschiedenen Zeitpunkten über die Schwanzvene appliziert. Zur Kontrolle wurde zusätzlich einigen Tieren 500 µl PBS injiziert, welches keinen Einfluss auf das Abwehrsystem haben soll. Die PBS Injektion erfolgte nach dem gleichen Schema und Menge wie die der MC21 und Clolip-Gabe.

Um eine erfolgreiche Depletion nachzuweisen, wurde durch eine retrobulbäre Blutabnahme bei den narkotisierten Tieren Blut gewonnen. Durch die anschließende FACS-Analyse wurden die Leukozyten separiert und auf Subpopulationen sowie Anzahl hin überprüft. Zur Darstellung des entzündlichen Prozesses wurden jeweils einen Tag vor der ersten MRT- Messung 500 µl der PFCs in die Schwanzvene injiziert.

b) Glomerulonephritis:

In diesem Modell wurde zur Immunisierung der Versuchstiere eine GBM Suspension aus Mäusenieren appliziert, die den oben bereits beschriebenen, autologen Antikörper enthielt ([41]). Der Vorgang der Injektion erfolgte wie schon bei Rosenkranz et al. beschrieben ([42]). Zur Präimmunisierung wurde den Tieren komplettes Freund'sche Adjuvans in den Nacken injiziert. Dabei handelte es sich um eine Wasser in Öl Emulsion, die hitzeinaktivierte Tuberkelbakterien enthielt. Durch die Paraffinölbasis konnte eine Depotwirkung erreicht werden. Dies diente zur Verstärkung der Immunreaktion und sollte eine erfolgreiche Induktion der Glomerulonephritis sichern. Vor der Immunisierung mit dem kompletten Freund'schen Adjuvans wurde über 24 Stunden Urin gesammelt und der Proteingehalt gemessen. Da unter normalen Bedingungen der Urin proteinfrei ist, konnte durch dessen Anwesenheit auf einen Defekt der glomerulären Basalmembran geschlossen werden. Der Proteingehalt korrelierte dabei mit der Schwere der Schädigung. Nach erfolgreicher Kontrolle des Urins wurden 0,1 ml des kompletten Freund'schen Adjuvans subkutan verabreicht. Drei Tage später wurden dann 0,25 ml der Anti-GBM Antikörper (rat-anti-mouse-AK) ([13;42]) injiziert, während die Kontrollgruppe 0,25 ml einer Vehikelsuspension erhielt.

An Tag 7, 14, 21 wurde der Urin wieder jeweils über 24 Stunden gesammelt und der Proteingehalt bestimmt. Dies wurde im Institut für Nephrologie der Universität Düsseldorf durchgeführt. Die Messungen mittels MRT erfolgten an Tag 10 und 17 post Induktion der Glomerulonephritis. Zuvor wurde diesen 500 µl der 10 % Perfluorcronenetheremulsion verabreicht. Für den Nachweis der Entzündung in der Niere wurde zusätzlich eine HE-gefärbte und immunfluoreszierende Histologie angefertigt.

c) Herztransplantation:

Für den Versuch wurden männliche, 30 g schwere C57BL/6 (H-2^b) und C57B10.A (H-2^a) Mäuse verwendet. Im Abstoßungsmodell wurde dabei eine Population von C57BL/6 Herzen in den Bauchraum von C57B10.A Mäusen transplantiert. Bei der isogenen Kontrolle wurden die Organe nur innerhalb des C57BL/6 Stammes verpflanzt. Die Operation wurde von Mitarbeitern des nephrologischen Instituts der Universitätsklinik Essen durchgeführt und lief wie folgt ab: Zunächst wurden die Tiere mit einer Lösung bestehend aus 2% Xylazine Hydrochlorid (Rompun, Bayer Animal health, Deutschland) und 10 % Ketamin Hydrochlorid (Dopalen, Agribrands Brasilien Ltda.) narkotisiert. Dies wurde in einer Dosis von 0,1 ml pro 10 g Körpergewicht injiziert. Die Transplantation fand dann unter sauberen, jedoch nicht sterilen Bedingungen statt. Zunächst wurde bei den anästhesierten Spendertieren eine U-förmige Thorakotomie zur Herzentnahme durchgeführt. Danach wurde zur Antikoagulation 0,1 ml einer 50 IU enthaltenden NaCl Lösung in die Vena cava inferior (VCI) injiziert. Anschließend wurde die descendierende Aorta thoracica inzidiert und das Herz mit 2 ml einer kalten kardioplegen Lösung (Custodiol, Köhler GmbH, Homburg, Deutschland) über einen intravenösen 22G-Katheter perfundiert. Dadurch kam es zu einem Herzstillstand. Unter mikroskopischer Sicht wurde nun die Aorta ascendens und die einzelnen Gefäßabgänge freipräpariert, während die rechte und linke Vena cava superior (VCS), die Pulmonalarterien und -venen en bloc ligiert wurden. Für die Empfängeroperation wurde ein medianer, transversaler Abdominalschnitt bilateral zwischen der Grenze zwischen Abdomen und Rücken gesetzt. Unterhalb der renalen Gefäße wurde eine Strecke von ca. 3 mm für die Anastomose freipräpariert. Nach einem temporären Verschluss der abdominellen Aorta und VCI wurde eine longitudinale Aorto- und Venotomie durchgeführt. Die End-zu-Seit Anastomose zwischen der Spenderaorta und Empfängeraorta erfolgte über eine fortlaufende Einzelknopfnaht (10-0). Die Spender Vena cava wurde ebenfalls über eine End-zu-Seit Anastomose verbunden. Anschließend wurde das Abdomen verschlossen und 1 ml einer NaCl-Lösung subkutan auf der Rückseite des Tieres zur Rehydratation injiziert ([43]). Während der Aufwachphase wurde die Maus unter einer Wärmelampe platziert und bis zum vollständigen Erwachen beobachtet. Zur Kontrolle, ob das transplantierte Herz schlägt, wurde der Herzschlag einmal täglich durch die Abdominalwand palpiert.

Der Blutfluss durch das Transplantatherz sieht nun wie folgt aus (siehe Abb. 4):

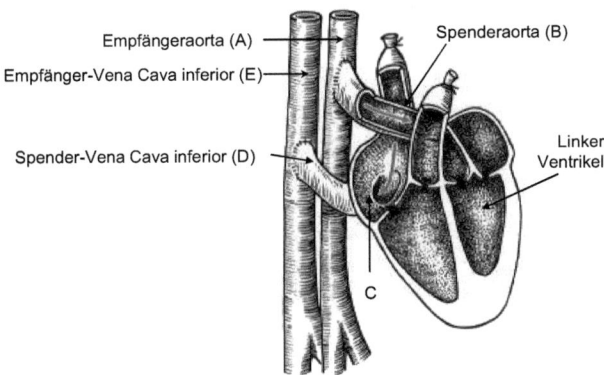

Abb 4: Empfängeraorta (A) → Spenderaorta (B) → Koronararterie (nicht dargestellt) → rechter Vorhof (C) → Spender-VCI (D) → Empfänger-VCI (E)

Letztendlich resultiert aus diesem Anschluss eine retrograde Perfusion des Herzens. Durch den hohen Druck in der Spenderaorta wird die Aortenklappe verschlossen, sodass kein Blut in den linken Ventrikel und Vorhof gelangen kann. Über die Koronararterien gelangt es dann in das rechte Atrium und von dort aus über die Spender-VCI in die Empfänger-VCI. Sowohl die Spender–A. pulmonalis, als auch die VCS ist abgebunden. Die Ventrikel selber nehmen also nicht am Blutkreislauf teil. Sie kontrahieren zwar gleichzeitig, jedoch hat das Herz keine Vitalfunktion.

Die Tiere wurden zu verschiedenen Zeitpunkten nach Transplantation untersucht, um den Beginn der Abstoßungsreaktion zu verfolgen. Wie bereits erwähnt wurden zur Kontrolle isogen transplantierte Mäuse verwendet. Den Tieren wurde einen Tag vor der MR-Messung 500 µl PFC- Emulsion gespritzt. Gemessen wurde anschließend 3, 4, 5 und 6 Tage post OP. Zusätzlich wurden von beiden Gruppen eine HE-Färbung und eine Immunhistologie angefertigt, um die Entzündungszellen, die an einer Abstoßungsreaktion beteiligt sind, auch histologisch nachzuweisen.

II.4 Durchführung der MRT-Messungen

Die Messungen wurden in einem Bruker DRX 9.4 Tesla Wide Bore (89 mm) NMR Spektrometer durchgeführt. Die anatomischen ^{1}H-MR Bilder wurden bei einer Frequenz von 400,13 MHz, die anatomisch korrelierenden ^{19}F-Bilder mit einer Frequenz von 376,46 MHz aufgenommen. Die Experimente wurden mit einer Bruker *Microimaging unit* (Mini 0.5) durchgeführt (ausgestattet mit einem aktiv abgeschirmten 57 mm Gradientensystem (200mT/m maximale Gradientenstärke und 110 µs *rise time* auf 100%). Die Ansteuerung der Hardware erfolgte mit *ParaVision 4* (Bruker). Die Bilder wurden mit einem 30 mm *Birdcage Resonator* aufgenommen, der Messungen für Protonen und Fluor erlaubte. Die Versuche mit den superparamagnetischen Eisenoxidpartikeln (SPIO) wurden mit einem *Saw Probenkopf* (Micro 2,5) 30 mm durchgeführt.

Zunächst wurden die anatomischen ^{1}H-Referenzbilder aufgenommen, um das zu untersuchende Areal optimal zu verifizieren. Anschließend wurden nach dem Abstimmen des Resonators auf ^{19}F mit analoger Geometrie die Fluorbilder angefertigt. Für die Überlagerung von ^{19}F- und ^{1}H-Bildern wurde die *hot iron Colour look up table* von ParaVision genutzt. Die Quantifizierung der Fluorsignale wurde mithilfe des *Region of interest-tool (ROI)* in Paravision vorgenommen. Die abschließende Bearbeitung erfolgte mittels Adobe Photoshop und Microsoft Office Powerpoint.

Für die MR-Versuche wurde die Narkose des Tieres zunächst mit einer in Wasser gesättigten 2,5 % Isofluran 20% O_2/Stickstoff-Mixtur und einer Flussrate von 250 ml/min eingeleitet. Nach 30 Sekunden wurde für die Aufrechterhaltung der Narkose auf 1,5% Isofluran und auf eine Flussrate von 75 ml/min reduziert. Die verwendete Narkosemaske war eine hauseigene Anfertigung. Nach der Narkotisierung wurden die Mäuse im Probenkopf, je nach darzustellender Region, positioniert und fixiert. Über den gesamten Zeitraum des Experiments atmeten die Tiere spontan bei einer durchschnittlichen Respirationsrate von 100 min^{-1}. Die Temperatur im Spektrometer wurde konstant bei 37°C gehalten. Zur Überprüfung der Vitalität der Tiere und möglichst artefaktfreien Messung wurden die Respiration und das EKG (Klear-Trace, CAS Medical Systems, Banford) aufgezeichnet. Die Vitalfunktionen wurden mithilfe des M1025 Systems (SA Instruments, Stony Brook) erfasst. Ebenfalls diente es der Synchronisation der Bildgebungssequenzen an atmungs- und herzabhängige Abläufe. Der Respirationstrigger wurde dabei in Thoraxhöhe auf der Bauchseite der Maus platziert und fixiert. Die EKG-Elektroden fanden nur in Herzexperimenten Verwendung. In diesen Versuchen wurden zur EKG-Ableitung des Spenderherzens zwei Elektroden an den Hinterläufen angebracht.

Für die einzelnen Versuchsreihen wurden folgende Messparameter genutzt:

Gehirn:

Zur anatomischen Orientierung und Überprüfung der korrekten Lage der Maus wurden zunächst axiale, sagittale und coronale *Scout-Bilder* des Kopfes aufgenommen. Anhand dieser ^{1}H-Bilder wurden dann mit einer Multislice RARE-Sequenz (RARE-Faktor 16) in axialer Orientierung 16 Schnitte à 1 mm Schichtdicke (ST) mit einem Field of View (FOV) von 2.56x2.56 cm^2 und einer Matrix von 256x192 aufgenommen, was nach *Zerofilling* in einer Pixelgröße 100x100 µm^2 resultierte. Die Repetitionszeit (TR) betrug 5 s, die Aquisitionszeit 1 min. Dies diente zur genauen Lokalisation des Infarktgebietes. Anschließend wurde der Referenzscan zur Fluormessung mit einem RARE Faktor 8 und 8 Schnitten à 2 mm aufgenommen Die Matrix betrug auch hier 256x192 bei einer Pixelgröße von 100x100 µm^2 nach zero- filling; TR und TE betrugen jeweils 5 s und 5,5 ms. Die ^{19}F-Messung erfolgte nach Import der Geometrie des vorherigen Scans mittels RARE Faktor 64. Die Matrix hier belief sich auf 64x64 mit einer Pixelgröße von 156x156 µm^2 nach Zerofilling. Die TR lag bei 4,5 s und es wurden 256 Mittelungen vorgenommen. Die Messdauer betrug 19,12 min.

Für die Experimente mit SPIOs wurde ein *Saw Probenkopf* (Micro 2,5) verwendet. Zur anatomischen Lageorientierung wurden zunächst orthogonale Scout-Bilder aufgenommen. Die genaue Lokalisation der Ischämie wurde über eine RARE-Sequenz mit Faktor 16 ermittelt. Dabei wurden 16 Schnitte à 0.5 mm (ST), FOV 2x2 cm^2, Matrix 256x92, Pixelgröße nach Zerofilling von 78x78 µm^2 und 4 Mittelungen aufgenommen. Die TE betrug 10,8 ms und TR 3,5 s. Die Aquisitionszeit (AT) lag bei 84 s. Das Ischämiegebiet stellte sich als Signalauslöschung geschwärzt dar. Die Auswertung erfolgte mittels Pixelzähltool in Adobe Photoshop.

Niere:

Die Darstellung der Entzündungsreaktion in der Niere wurde analog zu den Hirnfluormessungen durchgeführt. Ebenso gestaltete sich der Ablauf in der Wahl der Protokolle. Nach Aufnahme des Pilotscans und der anatomischen Referenzscans erfolgte im Anschluss die Fluormessung mit RARE-Faktor 64, FOV 3x3 cm^2, Matrix 64x64, TR 4,5s, TE 4,46 ms, 256 Mittelungen. Die Aufnahmezeit betrug 19.12 min.

Herztransplantat:

Die ^{1}H-Messungen wurden sowohl Respirations- als auch EKG-getriggert durchgeführt. Die Lokalisation des Herzens im Abdomen wurde mit einem orthogonalen Pilotscan ermittelt. Anschließend erfolgte die weitere ^{1}H-Darstellung mit einer Gradientenecho-Cine Sequenz mit 16 Schnitten à 1 mm, FOV 3x3 cm^2, Matrix 128x128 mit einer Pixelgröße von 117x117 µm^2 nach

Zerofilling, TR 140 ms, TE 3 ms, flip angle 25° und 4 Mittelungen. Anschließend wurden in identischer Orientierung 8 Schnitte à 2 mm (ST), als Referenz zum Fluorscan, aufgenommen. Nach dem Importieren der Geometrie des letzten Datensatzes wurde analog dazu die Fluormessung ohne Respirations- und EKG-Trigger durchgeführt. Hierzu wurde eine Multislice RARE-Sequenz verwendet; Matrix 64x64, Pixelgröße nach Zerofilling 234x234 µm^2, TR 4,5 s, TE 4,46 ms, 256 Mittelungen. Die Aufnahmezeit betrug 19,12 min. Das Herz und dessen Abstoßungsreaktion wurden in axialer und coronaler Schnittebene für beide Kerne dargestellt.

Angiographie:

Für die Angiographie wurden flusskompensierte Gradientenecho-MR-Bilder aufgenommen mit einem FOV von 30x30x12 mm^3 und folgenden Parametern: TE 4,8 ms; TR 13 ms; Matrix 256x256; 48 Schnitten; ST 0,4 mm; Interslice-Abstand 0,25 mm; 2 Mittelungen und einer Aufnahmezeit von 3 min. Anschließend erfolgte mithilfe der Visualisierungssoftware *Amira 4* (Mercury Computer System, Mérinac, Frankreich) eine 3D-Interpolation, um eine bessere räumliche Vorstellung von der Lokalisation des Spenderherzens und den Gefäßanastomosen zu vermitteln. Danach wurden die Bilder eines Cine-Movie, der anatomischen Orientierung entsprechend, in die „maximale intensity projection" (MIP) des Angiographie-Datensatzes positioniert.

II.5 Hämatoxylin–Eosin (HE)-Färbung von Gewebe

Die Organe wurden nach fachgerechter Entnahme zunächst in Tissue Tec eingebettet und bei -20 °C schockgefroren. Diese wurden im Kryomikrotom bei ebenfalls -20 °C in 10 µm dünne Scheiben geschnitten. Die Schnitte wurden auf kalte Objektträger aufgezogen, mit der Rückseite an der Handoberfläche angewärmt und sofort mit einem Fön auf Kaltstufe getrocknet. Die weitere Aufbewahrung der Objektträger erfolgte über Trockenperlen in einer dicht verschlossenen Box entweder bei -20 °C oder bei +4 °C zum kurzfristigen Gebrauch.

Die angefertigten Schnitte wurden zunächst für 10 Minuten mit einer 4%-igen Formalinlösung fixiert. Anschließend wurden diese zweimal mit PBS 5 Minuten lang gewaschen, um das Fixativ zu entfernen. Danach einmal für weitere 5 Minuten in Wasser. Im nächsten Schritt wurden die Schnitte durch das Auftragen von Hämalaun für 2 Minuten „gebläut", dann mit Wasser abgespült und im Wasserbad für zweimal 5 Minuten gewaschen. Die Objektträger wurden nun durch eine 0,1% HCl- Lösung gezogen, um eine Entfärbung des Zytoplasmas zu erreichen und eine Darstellung der Zellkerne zu ermöglichen. Anschließend wurden die Präparate durch eine

Alkoholdifferenzierungsreihe gezogen, die sich wie folgt aufbaute: 70%: 30 sek. -> 90%: 60 sek. -> 100%: 60 sek. Anschließend erfolgte die Gegenfärbung mit Eosin für 2 Minuten, um eine Anfärbung des Gewebes zu erhalten. Als letzter Schritt wurden die Schnitte zum Klären erst durch Xylol I, dann durch Xylol II und noch einmal durch die Alkoholdifferenzierungsreihe gezogen. Zwischen den einzelnen Färbungen wurden die Schnitte mikroskopisch kontrolliert, um eine gleichmäßige und saubere Darstellung des Gewebes und der Zellen zu gewährleisten. Zur Fixierung der Deckgläschen wurde jeweils ein Tropfen Eukitt aufgetragen.

II.6 Durchführung der Immunhistologie

Zur Fixierung der angefertigten Schnitte, wurden diese zunächst auf Zimmertemperatur gebracht. Danach wurde jeder einzelne Schnitt mit einem PAP-pen (Fettstift) umrandet und 10 Minuten mit 300 µl Zamboni's Fixativ pro Schnitt fixiert. Das Fixativ enthielt dabei 4% Paraformaldehyd und 15% Pikrinsäure in Phosphatpuffer mit einem pH von 7,4. Anschließend wurden diese dreimal jeweils 10 Minuten in einem großen Volumen PBS in einer Hellendahl-Küvette gewaschen. Nach dem Waschen erfolgte die Blockade mit 10% Normal Goat Serum (NGS) in PBS und 2% Saponin bei Zimmertemperatur für 1 Stunde. Jeder Schnitt wurde dabei mit 100 µl der Lösung versetzt. Danach wurde der erste Antikörper aufgetragen. Im Abstoßungsmodell wurden ein anti-CD11b (monoclonal Rat, cln M1/70; BMA Dianova), anti-CD 3 (polyclonal Rabbit; Calbiochem), sowie ein anti-Ly-6 (GR-1) (monoclonal Rat; BD Pharmingen) Antikörper in einer 1:200 verdünnten Lösung verwendet. Alle Antikörper wurden zunächst mit Glycerin 1:2 verdünnt. 65 µl der Lösung wurden pro Schnitt mit PBS/Saponin und 2% NGS aufgetragen. Die Inkubation erfolgte über Nacht bei 4 °C in einer feuchten Kammer. Danach wurden die Schnitte, wie oben bereits beschrieben, gewaschen. Anschließend wurde der zweite Antikörper aufgetragen. Dabei handelte es sich um anti-Rat-IgG FITC konjugiert (1:300) mit anti-CD11b und anti-Ly 6 (Gr-1) und anti-Rabbit–IgG Cy^3 (1:600) konjugiert mit anti-CD3. Die Antikörper waren auch hier 1:2 in Glycerin vorverdünnt und wurden zu jeweils 90 µl pro Schnitt in PBS/Saponin + 2% NGS aufgetragen. Die Inkubationszeit betrug diesmal 4 Stunden bei Raumtemperatur unter schwarzer Fotofolie. Die fertigen Schnitte wurden mit einem Olympus BX50 Fluoreszenzmirkroskop analysiert und die Bilder mit einer 12-bit CCD monochromen Kamera mithilfe der Cell^P-Software (Olympus) aufgenommen.

Statistische Analyse

Alle Ergebnisse wurden als Mittelwert ± Standardabweichung (SD) dargestellt. Die Daten wurden mithilfe des zweiseitig ungepaarten Student-t-Test auf Signifikanz überprüft. Eine statistische Signifikanz wurde bei einem Unterschied von P<0,05 angenommen.

III. Ergebnisse

III.1 Infiltrationskinetik von Makrophagen nach Hirninfarkt

Ziel dieser Untersuchungsreihe war eine genaue Darstellung des Ischämiegebietes nach Induktion einer Photothrombose, sowie die Charakterisierung der damit assoziierten inflammatorischen Prozesse. In zusätzlichen Versuchen wurden Tiere mit den Substanzen MC21 bzw. Clolip behandelt. Beide Substanzen führen, wie in der Einleitung bereits ausführlich beschrieben, auf zwei unterschiedlichen Wegen zu einer Depletion des Monozyten-Makrophagen Systems.

Zunächst wurde mit einer Multislice ^{1}H-RARE-Sequenz das Infarktareal ermittelt. Der durch die Flüssigkeitsansammlung (Ödembildung) hervorgerufene Kontrast kommt unmittelbar nach Induktion des Infarktes am deutlichsten zum Vorschein und wurde zur Ermittlung der Infarktgröße genutzt. Abbildung 5 zeigt exemplarisch das betroffene Infarktareal einen Tag nach Photothromboseinduktion. Das Ödem (siehe schwarzen Pfeil) ist im Vergleich zum umliegenden Gehirnparenchym deutlich zu erkennen. Das umgebene Muskel- und Weichteiltielgewebe stellt sich hier dunkelgrau dar.

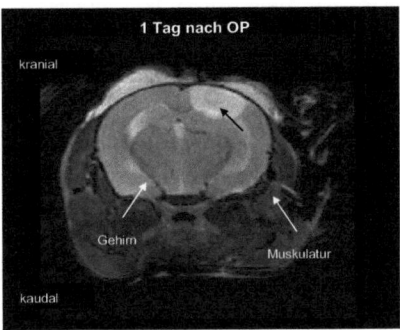

Abb. 5: Multislice ^{1}H-RARE Sequenz mit einem FOV von 2,56x2,56 cm^2 und 1 mm Schichtdicke. Dargestellt ist ein axialer Schnitt durch den Mäuseschädel mit Abbildung des Gehirns und umgebender Weichteile. Vom Betrachter aus gesehen, ist im rechten äußeren Kortexareal der Infarkt zu erkennen (schwarzer Pfeil).

Zur Darstellung, der mit dem Infarkt verbundenen, entzündlichen Prozesse wurden im nächsten Schritt die zum ^{1}H-Scan anatomisch korrelierenden ^{19}F-Bilder aufgenommen.

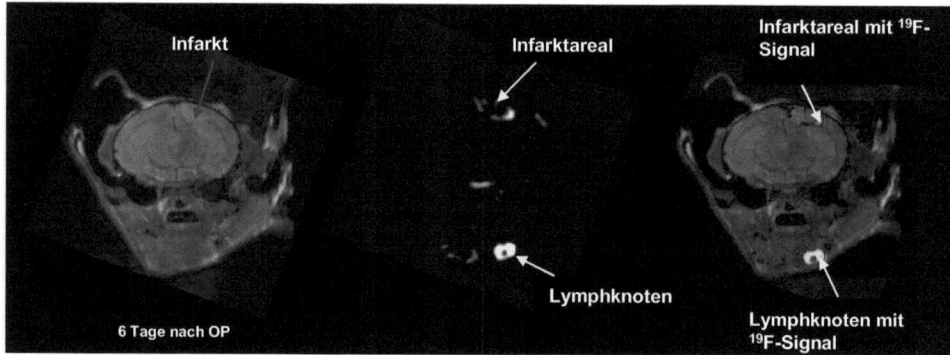

Abb. 6: Multislice RARE-Sequenz FOV 2,56x2,56 cm^2 mit 2 mm Schichtdicke. Der ^{1}H-Scan zeigt in axialer Schnittrichtung das Gehirn mit Infarktareal (brauner Pfeil) 6 Tage nach OP. In der Mitte ist der korrespondierende ^{19}F-Scan abgebildet. Rechts ist durch Überlagerung des ^{1}H-und ^{19}F-Scans die selektive Ablagerung der PFCs (Hot spots) im Randbereich des Hirnödems, sowie in den Lymphknoten zu erkennen.

Abbildung 6 zeigt beispielhaft eine Aufnahme des Infarktgebiets 6 Tage nach OP. Im ^{1}H-Bild hat der Kontrast des Infarkts (brauner Pfeil) zum umliegenden Parenchym schon deutlich abgenommen und ist deshalb nur noch schwer zu erkennen. Im korrelierenden ^{19}F-Scan hingegen konnte auch nach 6 Tagen ein eindeutiges Signal verifiziert werden. Dies eröffnet zusätzlich die Option PFCs zur sensitiven Abgrenzung eines Hirnödems zu einem späten Zeitpunkt nach Infarktereignis zu verwenden, wenn eine deutliche Kontrastierung im nativen ^{1}H-Scan bereits nicht mehr möglich ist. Ebenfalls konnte eine deutliche PFC-Ablagerung in den Lymphknoten beobachtet werden, was durch die dort residenten Makrophagen zu erklären ist (siehe Abb. 6). Um nun im Zeitverlauf die maximale PFC-Deposition im Infarktareal zu ermitteln, wurden Messungen an verschiedenen Tagen nach Photothromboseinduktion durchgeführt. Die Injektion der PFCs erfolgte jeweils 24 Stunden vor den Messungen.

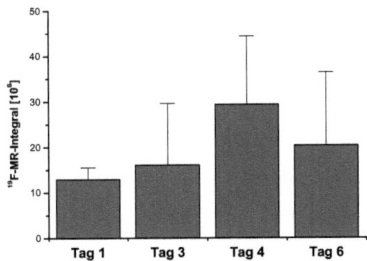

Abb. 7: Zeitverlauf der ^{19}F-Signalintensität. Es wurde jeweils an den Tagen 1, 3, 4, und 6 nach Photothrombose gemessen. Dafür wurden 24 Stunden vor den Messungen die PFCs verabreicht.

Wie aus Abbildung 7 zu entnehmen, lässt sich ein Anstieg der ^{19}F-Signalintensität (Angabe als ^{19}F-MR-Integral) von Tag 1 bis Tag 4 nach Auslösen des Infarkts erkennen (Tag 1: 12,5±3 a.u.; Tag 3: 15±9 a.u.; Tag 4: 27,5±11 a.u.). An Tag 4 konnte das maximale Signal (Tag 4: 27,5±11 a.u.) verzeichnet werden, während an Tag 6 bereits ein deutlicher Abfall der Intensität auf 17,6±12 a.u. beobachtet wurde.

Aufgrund dieses Ergebnisses wurden die weiteren Untersuchungen mit Makrophagendepletionen an Tag 4 post Photothrombose durchgeführt. Vorzugsweise wurden drei Populationen miteinander verglichen: Tiere, deren Monozyten mit dem Antikörper MC21 bzw. mit Clolip depletiert wurden, sowie PBS-Kontrollen. Die PFC-Gabe erfolgte wiederum 24 Stunden vor der Messung.

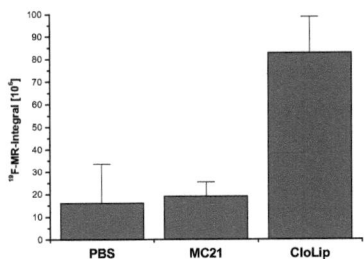

Abb. 8: PFC-Deposition 4 Tage nach Infarkt. 24 Stunden vor der Messung erfolgte die PFC Injektion. Es wurden durch MC21 bzw. Clolip depletierte Tiere mit PBS-Kontrollen verglichen.

Abbildung 8 zeigt nur geringfügige Unterschiede in der PFC-Deposition zwischen den mit MC21 depletierten Tieren (17,5±3 a.u.) und der mit PBS behandelten Population (15±4 a.u.). Im

Vergleich dazu wurde in der Clolip-Population überraschend ein erheblich stärkeres ^{19}F-MR-Signal gemessen (86±4 a.u.). Da hier aufgrund der Makrophagendepletion, die durch FACS-Analyse aus dem retrobulbär entnommenen Blut verifiziert wurde, eigentlich ein vermindertes Signal im Vergleich zur Kontrollgruppe zu erwarteten war, kam zur Überprüfung dieser Ergebnisse zusätzlich eine alternative Markierungsstrategie für Makrophagen und Monozyten zum Einsatz. Hierfür wurden SPIOs verwendet, die zwar den Nachteil eines negativen Kontrastes haben, demgegenüber aber hochauflösende und empfindliche ^{1}H-MR-Messungen erlauben. Dies ist exemplarisch in Abbildung 9 dargestellt, die einen axialen Ausschnitt aus dem Mäusegehirn nach SPIO-Gabe zeigt. Das Infarktgebiet ist anhand des Ödems deutlich zu erkennen, sowie die klar zu registrierende Signalauslöschung durch die SPIOs im Randgebiet des Infarktes (siehe Pfeile).

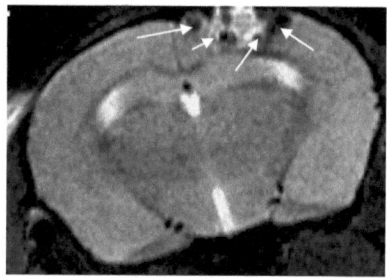

Abb. 9: Axialer Schnitt durch das Gehirn. Es wurde eine RARE-Sequenz mit einem FOV von 2x2 cm^2 und 0,5 mm Schichtdicke verwendet. Die Signalauslöschung im Infarktgebiet durch die SPIOs ist mit Pfeilen gekennzeichnet.

Um eine korrelierende Versuchsreihe zu den PFC-Untersuchungen zu erhalten, wurde zunächst wieder der Zeitverlauf der Signalauslöschung (Angabe in % des Infarktvolumens) untersucht. Die Messungen fanden an Tag 2, 4, 5, 6 und 7 nach Photothromboseinduktion statt. Analog zu den PFCs wurden die SPIOs 24 Stunden zuvor verabreicht.

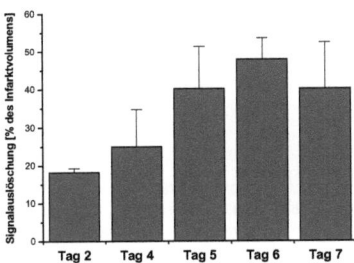

Abb. 10: Signalauslöschung durch SPIOs. Die Messungen wurden zu verschiedenen Zeitpunkten nach Infarktinduktion durchführt. Jeweils 24 Stunden vor der Messung erfolgte die SPIO-Gabe.

Wie aus Abbildung 10 ersichtlich, lässt sich auch hier ein klarer Zeitgang erkennen, wobei die Signalauslöschung von Tag 2 bis Tag 6 nach OP anstieg. Dabei wurde an Tag 6 das Maximum erreicht (46±6 %), das an Tag 7 bereits deutlich absank (36±10 %). Um eine Vergleichbarkeit mit den PFC-Versuchen zu gewährleisten, wurden die folgenden Untersuchungen wiederum an Tag 4 post Infarkt durchgeführt. Für die Depletion wurden erneut MC21 und Clolip verwendet sowie PBS als Kontrolle. Auch hier wurden die SPIOs 24 Stunden vor den Messungen injiziert.

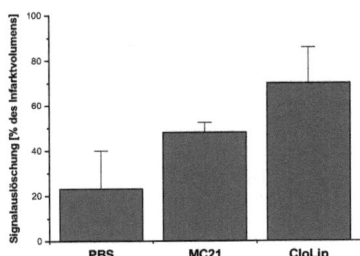

Abb. 11: Signalauslöschung im Infarktareal. Die Messung erfolgte 4 Tage nach OP und 24 Stunden nach SPIO-Gabe. Verglichen wurden die depletierten Populationen (MC21 und Clolip) mit der Kontrolle (PBS).

Abbildung 11 fasst die erhaltenen Ergebnisse zusammen: Sowohl bei den mit MC21 (48±4 %) behandelten Tieren, als auch in der Clolip Population (70±8 %) wurde eine verstärkte Signalauslöschung im Vergleich zur Kontrolle (20±8 %) verzeichnet. Die größte Steigerung wurde auch in der SPIO-Versuchsreihe für Clolip (70±8 %) beobachtet. Damit wurde im Wesentlichen das überraschende Ergebnis aus den ^{19}F-Messungen durch die alternative Markierungsprozedur mit den SPIOs bestätigt.

Zur histologischen Untermauerung dieser unerwarteten Befunde wurde sowohl den depletierten, als auch den Kontrolltieren an Tag 6 das Gehirn entnommen. Schon makroskopisch (siehe Abb.

12) war ein merklicher Unterschied in der Größe der Einblutung, die durch den Infarkt verursacht wurde, zu erkennen. In den Gehirnen der depletierten Mäuse war die Blutung deutlich ausgeprägter. Dies wurde durch die mikroskopische Untersuchung des Infarktareals (siehe Abb. 13) bestätigt.

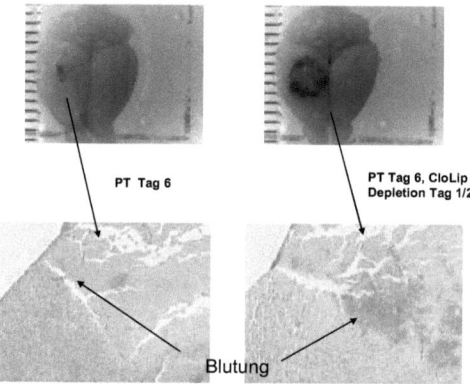

Abb. 12: Links vom Betrachter ist das Gehirn einer Kontrollmaus an Tag 6 nach OP dargestellt. Auf der rechten Seite das Hirn eines Clolip-behandelten Tieres an Tag 6. Die Depletion erfolgte an Tag 1 und 2 nach Infarktinduktion. Das unterschiedliche Ausmaß der Blutung ist deutlich zu erkennen.

Abb. 13: Auch mikroskopisch ist bei dem Clolip-behandelten Tier die vermehrte Einblutung im HE-Schnitt zu erkennen. Die bräunliche Verfärbung wird durch Met-Hämoglobin verursacht.

Da die verstärkte Ablagerung von Met-Hämoglobin ihrerseits schon eine Signalauslöschung nach sich ziehen kann, wurde noch eine weitere Vergleichsmessung mit Tieren durchgeführt, denen keine SPIOs verabreicht wurden. Dabei wurde in der Clolip-Gruppe eine deutliche Signalauslöschung im Randgebiet des Infarktes festgestellt, obwohl keine SPIOs dafür ursächlich sein konnten (siehe Abb. 14).

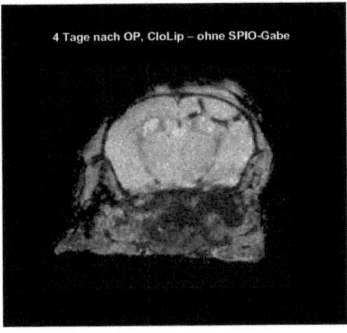

Abb. 14: Axialer Schnitt. Messung erfolgte 4 Tage nach Infarkt bei einem mit Clolip behandelten Tier. Es wurden keine SPIOs injiziert.

Eine Quantifizierung dieser Ergebnisse zeigte im Vergleich zu der PBS-Kontrolle eine deutlich erhöhte Signalauslöschung in der depletierten Gruppe (siehe Abb. 15)

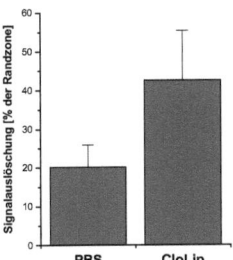

Abb.15: Direkter Vergleich zwischen der Clolip-Population und den PBS-Tieren an Tag 4 nach OP.

Offenbar kommt es durch die Depletion der Makrophagenpopulation zu einer Destruktion des Gefäßsystems im umliegenden Infarktareal, was zu einer verstärkten Einblutung führt und eine gesteigerte, unspezifische Deposition der applizierten Nanopartikel (sowohl PFCs als auch SPIOs) nach sich zieht. Dies erklärt die auf den ersten Blick überraschenden Befunde bei vollständiger Depletion der Makrophagen, was leider weitere mechanistische Untersuchungen erheblich erschwerte.

III.2 Detektion inflammatorischer Prozesse in der Niere

In diesem Teil der Arbeit soll zunächst untersucht werden, ob auch entzündliche Prozesse im Rahmen einer Glomerulonephritis mittels PFCs im MRT nachgewiesen werden können. Dafür wurden in einer ersten Serie Mäuse untersucht, in die eine Glomerulonephritis durch Gabe eines Anti-GBM Antikörpers induziert wurde. Mit einer Kontrollgruppe, die nur eine Kochsalzinjektion erhielt, wurden diese verglichen. Die Messungen fanden an Tag 17 nach Induktion der Nephritis statt. Zu diesem Zeitpunkt war aus vorherigen Experimenten bereits eine beginnende Glomerulonephritis durch das Auftreten einer Proteinurie nachgewiesen worden. Nach Bildparameteroptimierung erfolgte die Aufnahme anatomischer Referenzscans mit RARE- und Gradientenechosequenzen in unterschiedlicher Orientierung.

Interessanterweise stellte sich dabei in den ^{1}H-Bildern eine unterschiedliche anatomische Lage der Niere in der Maus im Vergleich zum Menschen dar. Während beim Tier die linke Niere etwas tiefer liegt (siehe Abb. 16) als die rechte, ist dies beim Menschen genau umgekehrt. Hier wird die rechte Niere durch die Leber weiter nach unten verlagert und kommt etwa eine halbe Wirbelhöhe tiefer zu liegen. Ebenfalls ist die linke Niere für gewöhnlich etwas größer und schwerer. Da in unseren Untersuchungen ebenfalls das Nierenvolumen berücksichtigt und ausgewertet wurde, konnte festgestellt werden, dass in den gesunden Kontrollmäusen ohne Glomerulonephritis kein nennenswerter Seitenunterschied in Größe und Gewicht zu verzeichnen war. Das Volumen betrug beidseits ca. 180 µl.

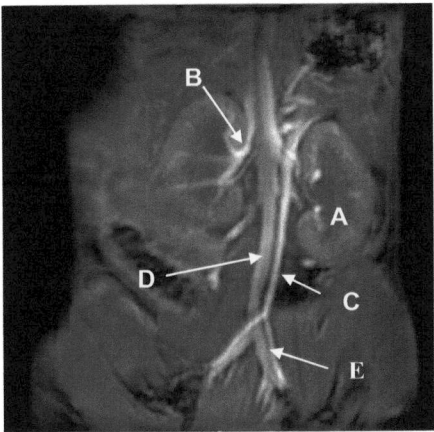

Abb. 16: Das mittels einer Gradientensequenz (FOV 3×3 cm^2) aufgezeichnete coronale ^{1}H-Bild zeigt die anatomische Lage der Nieren bei der Maus. Auffällig hier, die tiefer zu liegen kommende, linke Ren (A) (rechte Seite des Betrachters). Ebenfalls gut zu erkennen ist der Eintritt der versorgenden Gefäße in der Hilusregion (B) aus der Aorta (C) und V. cava inferior (VCI) (D). Auch die Aufzweigung in die iliacalen Abschnitte (E) zur Versorgung der Beckenorgane wird deutlich.

Während der Messungen wurde die atemabhängige Verlagerung durch das Tiefertreten des Zwerchfells bei der Einatmung berücksichtigt. Mittels einer Respirationstriggerung wurden dadurch mögliche verursachte Artefakte minimiert. Die anatomische Lageorientierung wurde zunächst anhand von orthogonalen Schnitten durch die Nierenregion vorgenommen (Abb. 17 und 18).

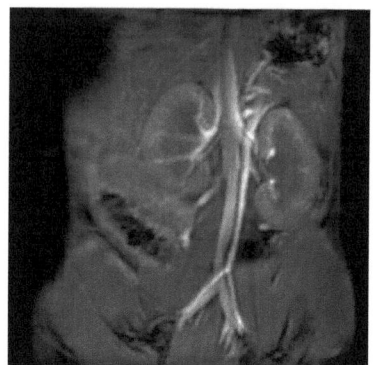 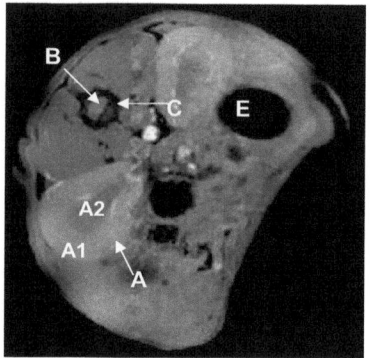

Abb. 17: Coronaler Schnitt in Höhe des Abdomens der Maus. Wie oben bereits beschrieben sind die Nieren und die großen Gefäße dargestellt.

Abb. 18: Axialer Schnitt durch das Abdomen auf Nierenhöhe. Zu erkennen sind die rechte und linke Niere (A) mit Nierenrinde (A1) und Nierenmark (A2), sowie das Rückenmark (B) mit umgebendem Wirbelkanal (C) und authochthoner Rückenmuskulatur (D). Die schwarzen rundlichen Aussparungen entsprechen dem Darm (E).

Die Gradientenechosequenz ermögliche eine blutflussgewichtete Darstellung, sodass das Gefäßsystem in großem Detailreichtum hervorgehoben wurde (Abb. 17). In Abbildung 18 ist zusätzlich ein axialer Schnitt durch das Abdomen dargestellt. Zu erkennen sind die rechte und linke Niere (A) mit Nierenrinde (A1) und Nierenmark (A2), sowie das Rückenmark (B) mit umgebendem Wirbelkanal (C) und authochthoner Rückenmuskulatur (D). Der luftgefüllte Darm bildete sich als schwarze rundliche Struktur ab (E).

Für die anschließende Analyse der inflammatorischen Prozesse wurde eine RARE-Sequenz genutzt, um störende Signale der zirkulierenden PFCs im Gefäßsystem zu unterdrücken. Der Blutfluss ist im Gegensatz zu den Gradientechosequenzen hier nicht sichtbar (Abb. 19). Dafür erlaubt diese Sequenz eine deutliche Abgrenzung von Nierenrinde, Nierenmark und –becken (siehe Abb. 19 und 20), was für die Analyse der Ausprägung und Lokalisation der Glomerulonephritis hervorragend geeignet ist.

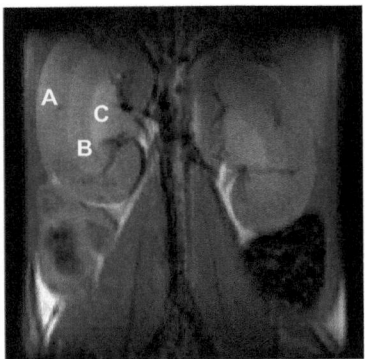 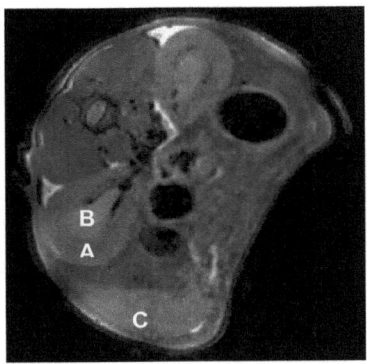

Abb. 19: Coronaler Schnitt durch das Abdomen mit Anschnitt der beiden Nieren. In der RARE Sequenz wird besonders die Abgrenzung von Nierenrinde (A) und Nierenmark (B) und Nierenbecken (C) deutlich (FOV 3x3 cm^2).

Abb. 20: Axialer Schnitt auf Nierenhöhe. Auch hier ist die deutliche Abgrenzung von Nierenrinde (A) und –mark (B) zu sehen. Deswegen sind diese Sequenzen besonders gut für die Lokalisation und Ausprägung der Glomerulonephritis geeignet. Mit C ist die Milz gekennzeichnet.

Nach Aufnahme der Referenzbilder erfolgte die Akquisition anatomisch korrespondierender ^{19}F-Bilder. Abbildung 21 bzw. 22 zeigt repräsentative Bilder, die 17 Tage nach Induktion der Glomerulonephritis und 3 Tage nach PFC-Gabe aufgenommen wurden. Nach Überlagerung der ^{19}F- und ^{1}H-Bilder ist deutlich eine spezifische Deposition der PFCs im Nierenkortex zu erkennen, während in den Kontrolltieren ^{19}F-Signale lediglich in der Milz zu beobachten waren (Abb. 22). Aufgrund ihrer Aufgabe als Zellfilter wird diese Tatsache nachvollziehbar. Interessanterweise wurde in den autoimmun erkrankten Tieren ebenfalls eine schwache PFC-Ablagerung in den Wirbelkörpern detektiert (Abb. 21), was durch die dort lokalisierten Osteoklasten zu erklären ist, die ebenfalls eine phagozytierende Subpopulation darstellen.

17 Tage nach Induktion der Glumerulonephritis, PFC-Gabe an Tag 14

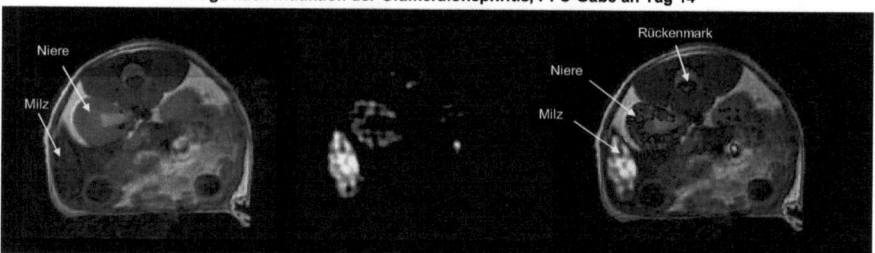

<u>Abb. 21:</u> Axialer ¹H-Scan, aufgenommen mit einer RARE-Sequenz und FOV 3x3 cm². Dargestellt ist die Nierenregion einer Maus mit Glomerulonephritis an Tag 17 nach Induktion und Tag 3 nach PFC-Gabe. Im ¹⁹F-Scan (Mitte) kann eine PFC-Deposition mit Abzeichnung der Nierenrinde und Milz beobachtet werden. Das letzte Bild zeigt zur Verdeutlichung die Übereinanderlagerung von ¹H-Scan und ¹⁹F-Scan. Das Fluorsignal (*Hot spots*) ist deutlich im Nierenkortex, in der Milz und etwas schwächer in den Wirbelkörpern zu erkennen.

17 Tage nach Injektion von Kochsalz, PFC-Gabe an Tag 14

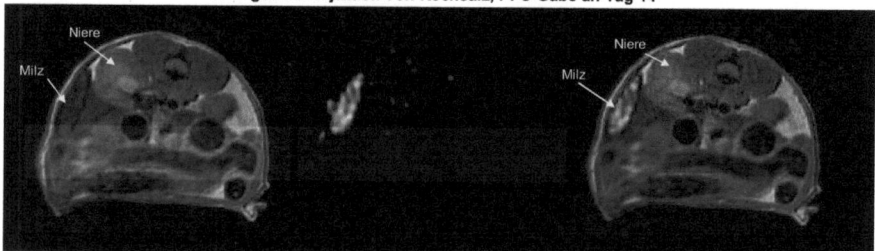

<u>Abb. 22:</u> Axialer Schnitt (Protokoll siehe Abb. 21). Dargestellt ist die Nierenregion eines Kontrolltieres 17 Tage nach Injektion von Kochsalz und PFC-Gabe an Tag 14. Im mittleren Bild ist das ¹⁹F-Signal dargestellt. Das letzte Bild zeigt die Überlagerung von ¹H-Scan und ¹⁹F-Scan. In der Milz ist deutlich die Anreicherung der PFCs (*Hot spots*) zu erkennen. Die Niere zeigt keine Deposition.

Im nächsten Schritt wurde dieses Modell benutzt, um die Rolle extrazellulär gebildeten Adenosins bei der Ausbildung einer Nephritis zu untersuchen. Hierfür wurden Wildtypen (WT) und CD73[-/-] Tiere demselben Protokoll wie oben unterzogen. Die MR-Untersuchungen erfolgten diesmal an Tag 10 und Tag 17 nach Glomerulonephritisinduktion. Eine Untermauerung der Ergebnisse erfolgte durch weitere klinisch diagnostische Maßnahmen. Dabei kamen sowohl eine HE- und immunhistologische Betrachtung, als auch eine Urinuntersuchung mit Messung des Proteingehalts zum Einsatz.

Die exemplarischen Bilder aus Abb. 23 und 24 zeigen, dass die CD73[-/-] Population mit Glomerulonephritis im Vergleich zu den Wildtypen an Tag 10 eine stark erhöhte Infiltration von Monozyten und Makrophagen aufwiesen, die mit einer verstärkten Intensität des ¹⁹F-Signals einhergingen. Das Fluorsignal war dabei, wie bereits erwähnt, im renalen Kortex zu detektieren, wobei das Mark weitgehend ausgespart blieb.

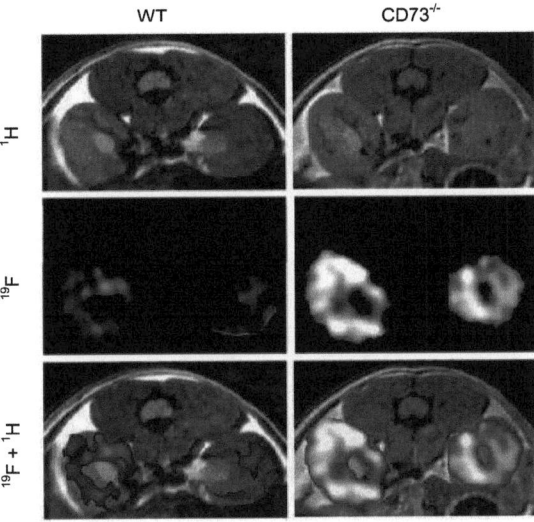

Abb. 23: Axialer Schnitt auf Nierenhöhe beim Wildtypen mit Glomerulonephritis an Tag 10. Auch hier wird die Entzündung im Rindenbereich deutlich. Das ^{19}F Signal ist jedoch schwächer ausgeprägt, was an der dunkleren Färbung (dunkelrot) im Vergleich zu der CD73$^{-/-}$ Maus (orange/gelb) erkennbar ist.

Abb. 24: Axialer Schnitt durch das Abdomen auf Nierenhöhe bei einer CD73$^{-/-}$ Maus mit Nephritis an Tag 10. Wie bereits erwähnt spielt sich der inflammatorische Prozess im Kortexbereich ab, während das Mark ausgespart bleibt.

Die Quantifizierung des ^{19}F-Signals bestätigte den optischen Eindruck und zeigte eine zweifache Zunahme der ^{19}F-Intensität in den CD73$^{-/-}$ Tieren (11±4 a.u. vs. 5,5±3 a.u. in WT), die an Tag 17 statistisch signifikant wurde (5±0,5 a.u. in WT vs. 9±2 a.u. in CD73$^{-/-}$; P<0,05) (Abb. 25).

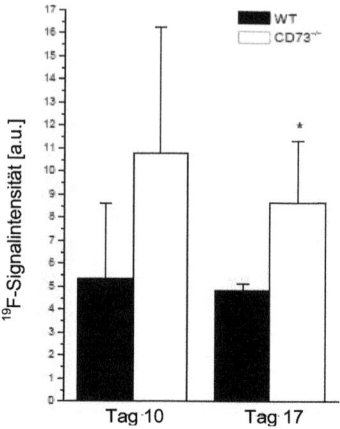

Abb. 25: ^{19}F-Signalintensität an Tag 10 und 17 nach Glomerulonephritisinduktion in Wildtypen und CD73$^{-/-}$ Tieren.

Die parallele Untersuchung des Proteingehalts im Urin der Tiere zeigte eine bis zu 7-fache Erhöhung der Proteinspiegel bei CD73$^{-/-}$ Mäusen (42,1±12,1 g/g) mit Glomerulonephritis im Vergleich zu den Wildtypen (5,7±3,0 g/g, $p < 0.01$). CD73$^{-/-}$ Tiere ohne Nephritis zeigten zwar bereits unter basalen Bedingungen eine vermehrte Ausscheidung von Eiweiß gegenüber vergleichbaren Kontrollen, die jedoch bei weitem nicht so ausgeprägt war (2,9±1,5 g/g vs. 0,7±0,3 g/g) wie nach Induktion der Nephritis. Um eine mögliche Nierenvergrößerung nachzuweisen, wurde zusätzlich die Veränderung des Volumens analysiert. Dafür wurden die mittels einer Gradientensequenz aufgezeichneten ^{1}H-Multislice Bilder verwendet und mit dem ROI-Tool der Software Paravision planimetriert. Dabei konnte festgestellt werden, dass die Tiere, die eine Nephritis hatten, auch eine leichte Erhöhung des renalen Volumens aufwiesen. So betrug es bei den Wildtypen mit Entzündung 197±42,4 µl und bei den CD73$^{-/-}$ Tieren 213±19,3 µl im Vergleich zu 182±17,81 µl in Wildtypen ohne Glomerulonephritis und 197±26,45 µl bei CD73$^{-/-}$ Mäusen. Diese Unterschiede erreichten jedoch nicht das Signifikanzniveau.

In der histologischen Untersuchung mit HE-Färbung (siehe Abb. 26), die im klinischen Alltag zur Diagnostik verwendet wird, wurden Veränderungen an den Gefäßen im renalen Kortex beobachtet. Die Pfeile weisen auf die Gefäßwände, die bei beiden Populationen mit Glomerulonephritis eine sklerotische Verdickung aufwiesen. Eine verstärkte Zunahme der Gefäßwände zeigte sich insbesondere bei den erkrankten transgenen Tieren. In den Nieren der CD73$^{-/-}$ Kontrollmäuse fielen ebenso die vergrößerten Lumina der Gefäße im Vergleich zu den WT auf. Des Weiteren wurde dies in den CD73$^{-/-}$ Nephritistieren besonders deutlich. Sowohl bei den WT, als auch bei den transgenen Mäusen ist in der entzündeten Niere eine Auflockerung der Gewebestruktur zu verzeichnen, die jedoch wieder bei den CD73$^{-/-}$ Tieren ausgeprägter war.

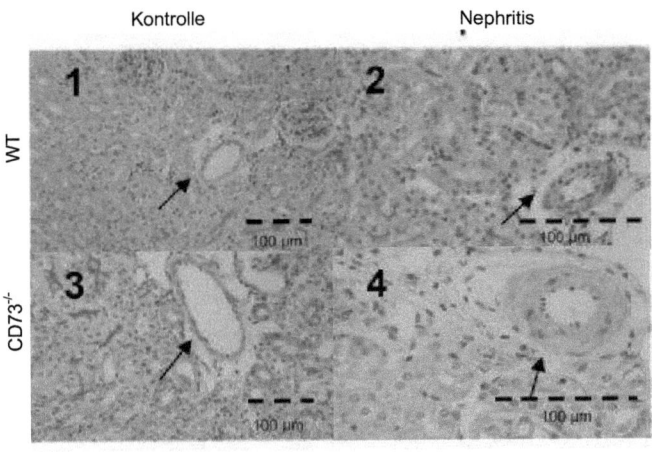

Abb. 26: Histologische Schnitte aus dem renalen Kortex in HE-Färbung. Die Pfeile deuten auf die Gefäße und deren Veränderung in der jeweiligen Population. Auffällig sind hier die sklerotische Verdickung der Gefäßwand und die Gewebsauflockerung bei den Nephritistieren.

Die verstärkte inflammatorische Antwort konnte auch durch eine immunhistochemische Färbung mit CD11b nachgewiesen werden. Mit diesem Marker lassen sich Makrophagen anfärben und darstellen. Dabei waren in den Nieren der Wildtypen im Vergleich zu den CD73$^{-/-}$ Tieren nur wenige CD11b-positive Leukozyten im Bereich der Glomerula nachzuweisen (Abb. 27), was die Befunde aus den in vivo ^{19}F-Untersuchungen zusätzlich untermauerte.

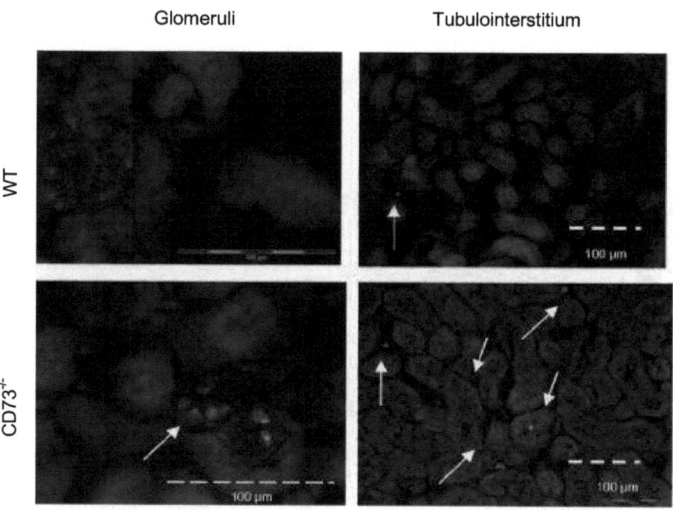

Abb. 27: Immunhistologischer Nachweis von CD11b-positiven (grün) Makrophagen mittels Fluoreszenzmikroskopie. Diese sind im Bereich der Glomeruli und im Tubulointerstitium angesiedelt.

Aus der Histologie konnte ebenso wie aus den MR-Messungen zusammenfassend festgestellt werden, dass die morphologischen und entzündlichen Veränderungen der Niere nach Induktion der Glomerulonephritis bei den CD73-defizienten Mäusen deutlich verstärkt waren.

III.3 Detektion der Abstoßungsreaktion im iso- und allogenen Transplantationsmodell

Im letzten Teil der Arbeit sollte untersucht werden, ob sich auch die Abstoßungsreaktion transplantierten Gewebes mittels $^1H/^{19}F$-MRT nachweisen lässt. Hierfür wurden Tiere aus den Stämmen C57BL/6 ($H-2^b$) und C57B10.A ($H-2^a$) verwendet. Dabei wurden sowohl innerhalb der C57BL/6 Population (isogen) und zwischen dieser und C57B10.A Mäusen (allogen) Herzen in den Bauchraum transplantiert. Wie im Methodenteil bereits erläutert (siehe Abb. 4) wurde das Herz der Spendermaus mit seiner Aorta und VCI an den abdominalen Abschnitt der großen Gefäße des Empfängers angeschlossen. A. pulmonalis und Vv.pulmonales wurden am transplantierten Organ unterbunden.

Zur Untersuchung der Herzfunktion wurde neben den MR-Messungen eine digitale Palpation des Herzschlages vorgenommen und dessen Veränderung über den Untersuchungszeitraum verfolgt. Zusätzlich wurde während der Messungen das EKG des abdominellen Herzens abgeleitet.

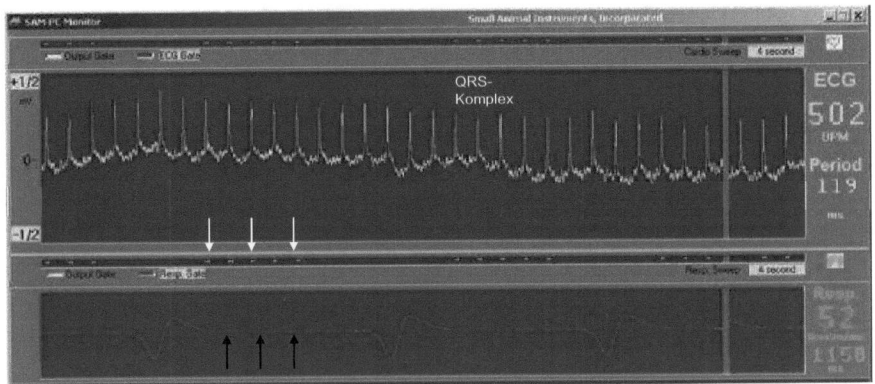

Abb. 28: Der obere Teil der Abbildung zeigt die Ableitung des EKGs vom Spenderherzen mit einer physiologischen Herzfrequenz. Das respiratorische Signal ist im unteren Teil dargestellt. Die schwarzen Pfeile kennzeichnen die exspiratorische Phase. Die weißen Pfeile markieren die Datenpunkte zur Bildaufnahme.

Um eine gezielte Darstellung der elektrischen Erregung des Spenderherzens im Bauchraum zu gewährleisten, wurden die Elektroden nur an den beiden Hinterpfoten angebracht. Die vorderen erhielten keine, da diese eine Ableitung des thorakalen Herzens zeigen würden. Dies ermöglichte eine selektive EKG-Ableitung des transplantierten Herzens. In Abbildung 28 ist die physiologische Herzfrequenz des Spenderorgans (ca. 500 Schläge pro Minute) deutlich zu erkennen. Wie bereits in den vorherigen Messreihen, wurde auch hier zusätzlich noch ein Respirationssensor verwendet, der die Atmung der Tiere aufzeichnete (siehe Abb. 28). Dies diente einerseits der Kontrolle der

Herzkreislauffunktion der Mäuse, ermöglichte aber auch ein optimales Triggern der Imagingsequenzen. Die Datenpunkte (weiße Pfeile) wurden dabei in der Exspirationsphase (schwarze Pfeile) und nach Detektion des QRS-Komplexes (weißer Pfeil) aufgenommen. Dadurch konnten artefaktfreie ^{1}H-Bilder der transplantierten Herzen aufgenommen werden. Die anatomischen ^{1}H-Referenzscans wurden mit einer Gradientenechosequenz aufgezeichnet. Mit einem FOV von 3x3 cm^2 wurden zunächst Pilotbilder in axialer, coronaler, sowie sagittaler Schnittebene aufgenommen. Für ein besseres visuelles Verständnis, zeigen die folgenden Abbildungen die anatomische Lage der Schnittebenen. Darstellung 29 zeigt die axiale Schnittführung und das daraus resultierende ^{1}H-MRT (siehe Abbildung 30).

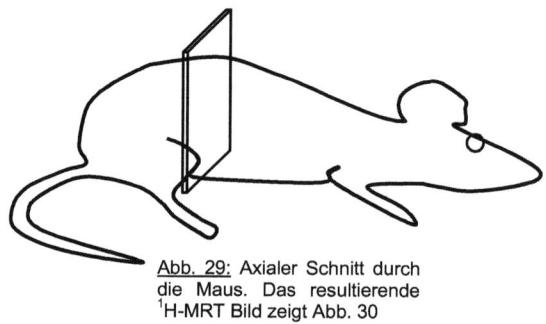

Abb. 29: Axialer Schnitt durch die Maus. Das resultierende ^{1}H-MRT Bild zeigt Abb. 30

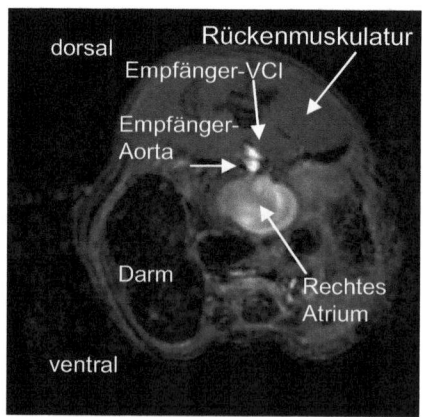

Abb. 30: Axialer ^{1}H-Scan mit einem FOV von 3x3 cm^2.

Hieraus kann die abdominelle Lage des Herzens klar erkannt werden, da die benachbarten Darmanteile ebenfalls zur Darstellung kommen. Im dorsalen Bereich sind, wie bereits in den

Darstellungen der Niere ausführlich beschrieben, die authochthone Rückenmuskulatur und der Wirbelkanal zu sehen. In Abbildung 31 ist die sagittale Achse eingezeichnet (linkes Bild), in deren Orientierung in einem weiteren Schritt Protonenaufnahmen angefertigt wurden (rechtes Bild).

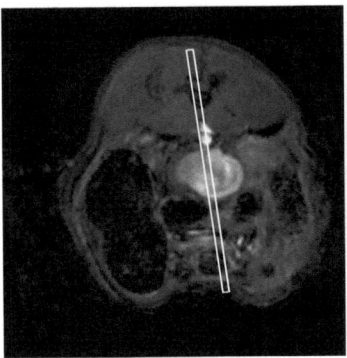 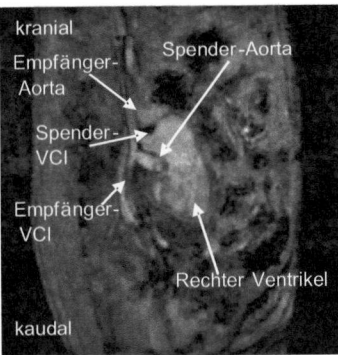

Abb. 31: Das linke Bild zeigt den axialen ¹H-Scan aus Abb. 30 durch das Abdomen der Maus. Der weiße Balken markiert die Schnittrichtung des rechten Bildes. Zur Darstellung kommt ein Sagittalschnitt mit einem FOV von 3x3 cm². Die einzelnen Strukturen sind mit Pfeilen gekennzeichnet.

In dieser Ebene sind die Lage des Herzens im Abdomen und der Anschluss der Gefäße deutlich zu registrieren (siehe Pfeile). Sowohl Spender als auch Empfängerorgane sind gut voneinander abzugrenzen. Abbildung 32 zeigt zusätzlich noch die coronale Schnittrichtung (siehe Balken).

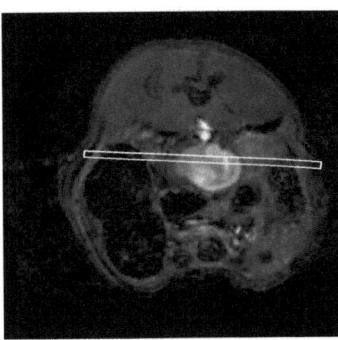 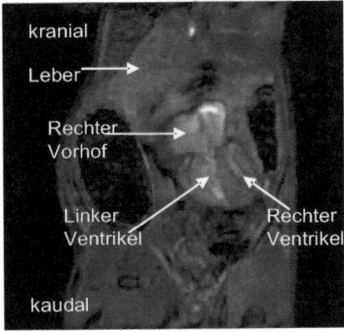

Abb.32: Im ersten Bild ist der axiale Referenzscan durch das Abdomen aus Abb. 30 dargestellt. Der Balken markiert die Ebene des im zweiten Bild gezeigten Coronalschnittes. Die einzelnen Strukturen sind mit Pfeilen gekennzeichnet. FOV 3x3 cm²

Hier wird eine Sicht auf beide Ventrikel gewährleistet, sowie auf das rechte Atrium. Das Herz ist von Darmanteilen rechts und links umgeben (schwarze Hohlräume). Ein Anschnitt der Leber zeigt sich kranial des rechten Vorhofes. Um einen räumlichen Eindruck des Transplantats im Abdomen zu vermitteln, wurde zusätzlich noch eine angiographische 3D-Projektion erstellt. Diese findet sich im Supplement der von uns, den Mitarbeitern der Herz- und Kreislaufphysiologie bzw. molekularen Kardiologie, publizierten Arbeit im American journal of Transplantation 2011; 11; 235-244 Wiley Periodical Inc.

Die orthogonalen Protonenbilder dienten zur optimalen Erfassung der räumlichen Lage des Transplantats im Empfängertier. Die Analyse der Abstoßungsreaktion erfolgte jedoch lediglich anhand von axialen Schnitten, da sich diese Ebene zur genauen Detektion des ^{19}F- Signals schon in den bereits vorher aufgeführten Messreihen bewährt hatte. Auch hier wurde wieder eine Multislice Gradientenechosequenz mit einem FOV von 3x3 cm² für die ^{1}H-Bilder gewählt. Die Fluoraufnahmen erfolgten mittels einer RARE-Sequenz mit gleicher Geometrie wie die zuvor angefertigten Protonenscans.

Die Messungen erfolgten an Tag 3, 4, 5 und 6 post Transplantation jeweils 1 Tag nach PFC-Gabe. Es wurde erst an Tag 3 mit den Messungen begonnen, damit sich die Tiere zunächst von der schweren Operation unter Narkose erholen konnten. Neben der Intensität des Fluorsignals wurde im zeitlichen Verlauf die Pumpfunktion mittels digitaler Palpation (Palpationsscore) beurteilt. Als Kontrolle zu den allogenen Transplantaten wurden zunächst isogene untersucht. Dabei konnte festgestellt werden, dass in den isogen transplantierten Mausherzen so gut wie keine PFC-Deposition erfolgte. Dies ist exemplarisch in Abbildung 33-35 dargestellt, die den ^{1}H-, ^{19}F-Scan und deren Korrelation zueinander an Tag 6 post OP und 1 Tag nach PFC Gabe zeigt (Abb.27 - 29).

C57BL6/C57BL6

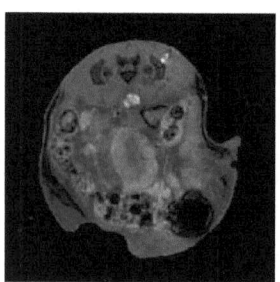
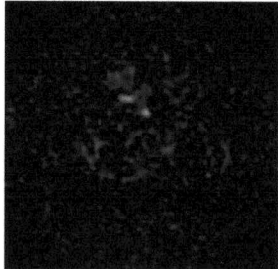
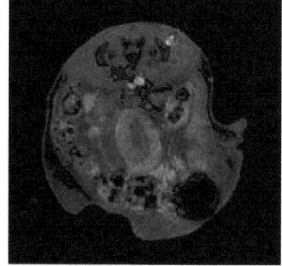

Abb. 33: Axialer ^{1}H-Scan. FOV 3x3 cm².

Abb. 34: ^{19}F-Signal. FOV 3x3 cm².

Abb. 35: Überlagerter Protonen- und Fluorscan. Das Fluorsignal ist lediglich im Anastomosenbereich der großen Gefäße zu detektieren. Der Herzmuskel zeigt keine PFC-Deposition.

Wie aus diesen Abbildungen ersichtlich, zeigt sich kein Fluorsignal im Gewebe des Herzmuskels (Abb. 35), wie es bei einer Abstoßung durch die Infiltration von PFC-beladenen Immunzellen zu erwarten wäre. Eine leichte Entzündungsreaktion zeigt sich im Umfeld der Aorta und VCI. Dies kann durch die operationsbedingte Läsion, die beim Anschluss der Gefäße in diesem Bereich verursacht wurde, erklärt werden. Dem gegenüber zeigt sich im Allograft, wie aus den ^{1}H/^{19}F-Scans klar ersichtlich (Abb. 36–38), an Tag 6 eine erhebliche PFC-Ablagerung.

C57BL10A/C57BL6

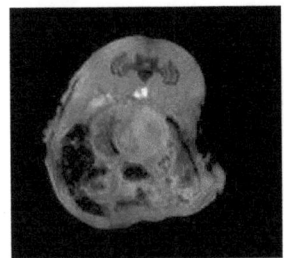 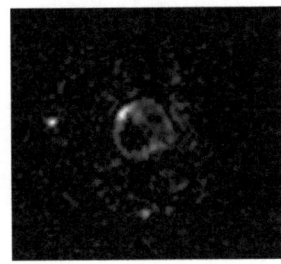 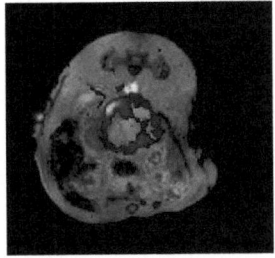

Abb. 36: Axiales ^{1}H-Bild. FOV 3x3 cm^2.

Abb. 37: Korrelierender ^{19}F-Scan.

Abb. 38: Überlagerung der beiden Aufnahmen. Das Fluorsignal ist deutlich im Herzmuskel zu erkennen.

In Abbildung 37 kann schon ohne Zuhilfenahme der anatomischen ^{1}H-Darstellung das Fluorsignal als Umriss des transplantierten Gewebes wahrgenommen werden und es lässt sich deutlich ein inflammatorischer Prozess im Bereich der Ventrikelwände erkennen. Nach Überlagerung mit dem anatomischen ^{1}H-Scan erscheint das gesamte Gewebe des Spenderherzens entzündlich verändert (Abb. 38).

In weiteren Experimenten wurde der zeitliche Verlauf der Abstoßungsreaktion untersucht. Repräsentative Beispiele aus dieser Messreihe sind in Abbildung 39 dargestellt.

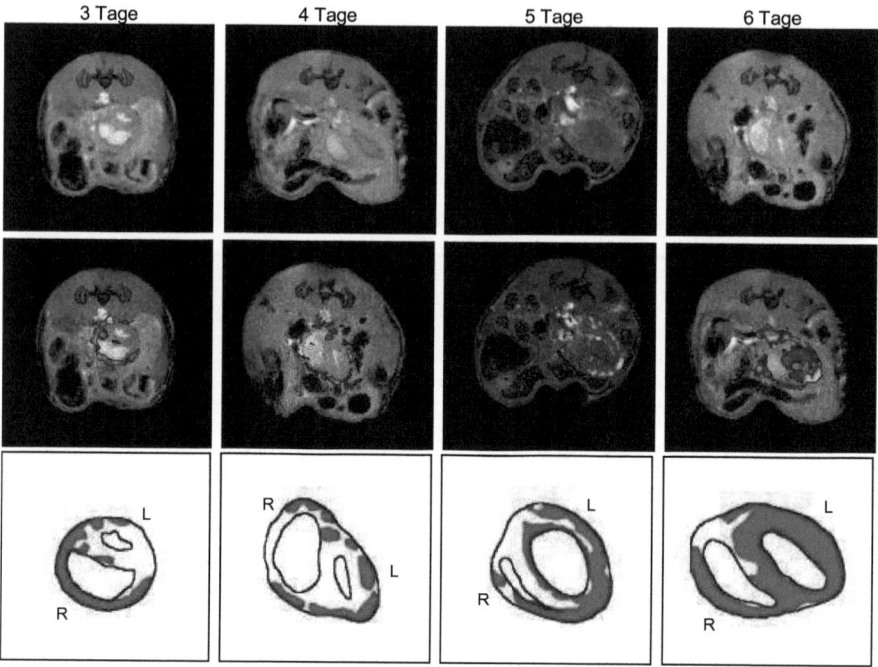

Abb. 39: Die obere Reihe stellt die ^{1}H-Bilder im Allograft dar. Die untere Reihe zeigt die Überlagerung von Protonen- und Fluorscan. Der Zeitrum erstreckte sich von Tag 3 bis Tag 6 post OP. In der dritten Reihe ist schematisch das Fortschreiten der Entzündung ausgehend von den epi- und endokardialen Schichten dargestellt. Letztendlich ist das ganze Herz inflammatorisch verändert.

In dieser Abbildung (39) ist der progressive Verlauf anhand der vermehrten Deposition von PFCs im Myokard des Allografts deutlich zu erkennen. Dabei kam es zur Ablagerung ausgehend von den epi- und endokardialen Schichten. An Tag 6 zeigte sich eine vollständige Verteilung des ^{19}F-Signals über das transplantierte Herz. Die Quantifizierung der Daten für Iso- und Allograft ist zusammenfassend in Abbildung 40 dargestellt.

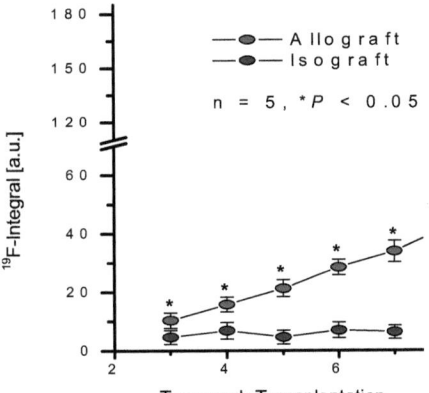

Abb. 40: Zeitlicher Verlauf des ^{19}F-MR Integrals, für die Iso- und Allograftpopulation (n=5).

Bei den isogenen Tieren war über den gesamten Untersuchungszeitraum ein konstant geringes ^{19}F-MR-Integral zu beobachten. Im Gegensatz hierzu zeigte sich in der Allograft-Gruppe ein massiver Anstieg des ^{19}F-Signals. Der Unterschied zwischen den beiden Gruppen erreichte dabei bereits zum ersten Untersuchungszeitpunkt an Tag 3 Signifikanzniveau (4,56±2,37 vs. 10,30±2,67 a.u.; n=5, P<0,05).

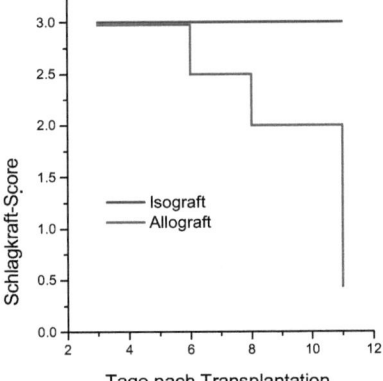

Abb. 41: Veränderung der palpierbaren Schlagkraft des Herzens in beiden Gruppen zu den jeweiligen Messzeitpunkten.

Demgegenüber wurde in der palpatorisch durchgeführten Messung erst an Tag 6 ein schwacher Abfall in der Schlagkraft wahrgenommen, der durch den abstoßungsbedingten Gewebsuntergang im Allograft zu erklären ist. Ebenso zeigten die morphologischen ^{1}H-Bilder zu Beginn der Untersuchungsreihe keinen Hinweis auf eine beginnende Abstoßung, sodass sich die ^{19}F-Messung als sensitiver im Vergleich zur Palpation und zum anatomischen Scan erwies.

Eine zusätzliche Untermauerung der in vivo Befunde konnte histologisch erfolgen. In einem letzten Schritt wurden dazu die Herzen der Tiere aus beiden Gruppen entnommen und sowohl mittels HE, als auch immunfixatorisch angefärbt. Dies diente zum Nachweis der Entzündungszellen in den betroffenen Arealen. Abbildung 42 zeigt die histologisch in HE gefärbten Schnitte der Herzen in unterschiedlichen Vergrößerungen.

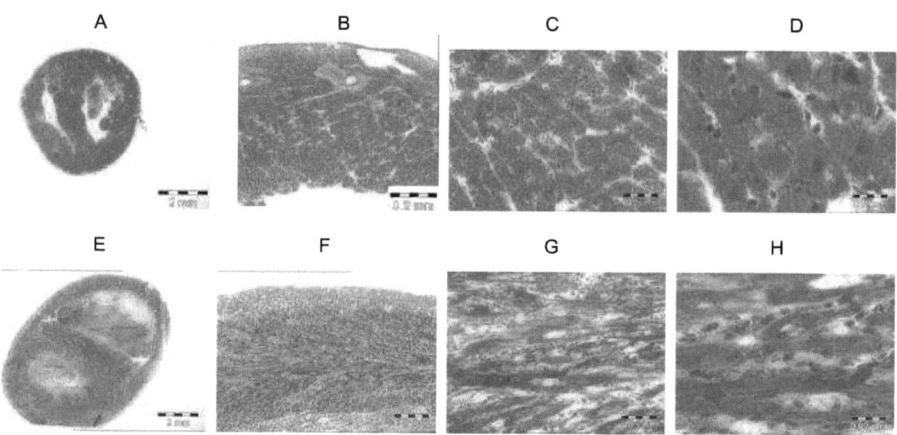

Abb. 42: HE-Färbung. In der oberen Reihe sind Anschnitte aus dem Isograft in 1,25- (A), 10- (B), 40- (C) und 100-facher (D) Vergrößerung dargestellt. Die untere Reihe (E-H) zeigt Schnitte aus dem allogenen Transplantat in gleicher Vergrößerung.

In Abbildung 42 lassen sich bereits in 1,25-facher Vergrößerung (A,E) morphologisch deutliche Unterschiede zwischen den beiden Organen erkennen. Während das Isograftherz eine physiologische Form und Dicke der Muskulatur zeigt, wirkt das Allograftorgan vergrößert und die linke Ventrikelwand insgesamt aufgelockert. Im allogenen Transplantat wird zudem eine vermehrte Zellinfiltration (Ansammlung vieler blauer Zellkerne) und eine Verbreiterung der Interzellularräume beobachtet. Dies wird in 100-facher Vergrößerung (D,H) besonders deutlich, die zusätzlich noch eine unregelmäßige Kontur der Herzmuskelzellen zeigt. Dies deutet auf den zunehmenden Gewebsuntergang hin, der durch die Abstoßungreaktion bedingt ist.

Zur weiteren Untermauerung der ^{19}F-MR-Ergebnisse wurden immunhistochemische Färbungen durchgeführt. Ein besonderes Augenmerk galt dabei erneut den CD11b-positiven Zellen als Marker für die Makrophagenpopulation, die für die Aufnahme und den Transport der PFCs von entscheidender Bedeutung sind. Ebenfalls wurden noch neutrophile Granulozyten und Monozyten mithilfe von Ly-6C markiert, sowie T-Zellen mittels CD3-Antikörpern.

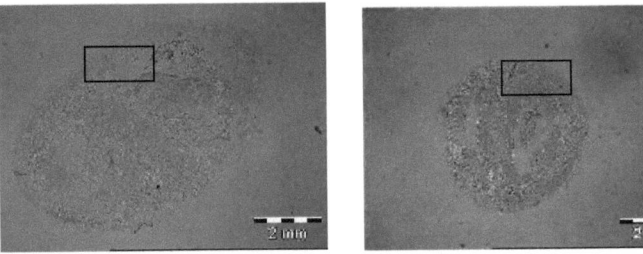

Abb. 43: 1,25-fache Vergrößerung. Übersicht des transplantierten Allograft- (linkes Bild) und Isograftherzens (rechte Abbildung). Die Markierung kennzeichnet den Ausschnitt für die unten gezeigten Fluoreszenzaufnahmen.

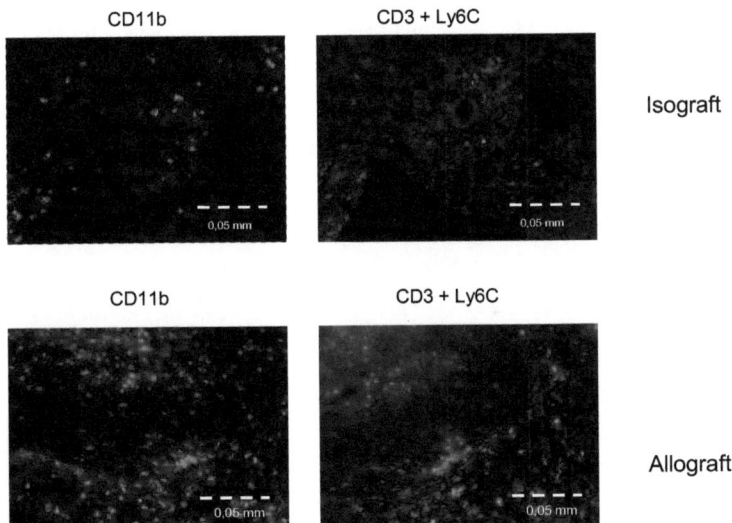

Abb. 44: In der oberen Reihe stellen sich die infiltrierten Zellen der linken Ventrikelwand des Isografts in 40-facher Vergrößerung dar, in der unteren Reihe die des Allografts.

In den Übersichten (Abb. 43) ist der, bereits in der HE-Histologie auffällig gewordene, morphologische Unterschied zwischen den beiden Transplantationsorganen wiederzuerkennen. In den Fluoreszenzbildern (Abb. 44), die einen Ausschnitt aus den jeweiligen linksventrikulären Wänden darstellen, zeigen sich für CD11b (grün) im Isograft nur einzelne eingewanderte Zellen. Die Zellkerne stellen sich in allen Abbildungen blau dar und sind mithilfe von DAPI angefärbt. Ein ähnliches Ergebnis zeigt sich für die markierten T-Zellen (rot) und die mit Ly-6C dargestellten neutrophilen Granulozyten (grün). Nur einzelne Zellen sind in der Muskulatur des Isografts zu finden. Im Gegensatz dazu zeigt der Allograft erwartungsgemäß eine erhöhte Infiltration aller markierten Immunzellen. In 100-facher Vergrößerung (nicht abgebildet) konnte zusätzlich festgestellt werden, dass sich auch morphologische Unterschiede in den Kernen der Herzmuskelzellen zeigten. Die im allogenen Transplantat eher unregelmäßige Kernmorphologie ist auf Autolyse zurückzuführen. Im isogenen Herzen sind sie glatt und rundlich geformt und zeigen keine Veränderungen.

Weiterhin ist auf den regelmäßig auftretenden Thrombus im linken Ventrikel hizuweisen, der wahrscheinlich durch die Transplantation und den Ausschluss des Spenderorgans an den Blutkreislauf entsteht (siehe Abb. 45), wodurch Blutreste des Spendertieres im Ventrikel des Herzens verbleiben, dort koagulieren und einen Thrombus bilden. Nach Transplantation und den resultierenden Gefäßanschlüssen (siehe Abb. 4) nehmen die Ventrikel des Spenderherzens nicht mehr am Blutkreislauf teil. Der entstandene Thrombus kann also weder weggespült werden, noch können PFC-beladene Monozyten und Makrophagen dort einwandern. Im MRT ist dieser mittels PFCs also nicht zu detektieren. In der Immunhistologie kommt der Thrombus jedoch durch die massive Infiltration von Immunzellen deutlich zur Darstellung. Dies gilt besonders für CD11b-positive Zellen und ist für Iso- und Allograft etwa gleichermaßen ausgeprägt.

Isograft Allograft

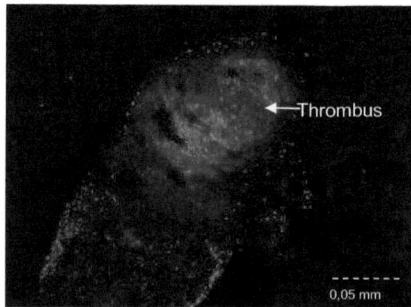 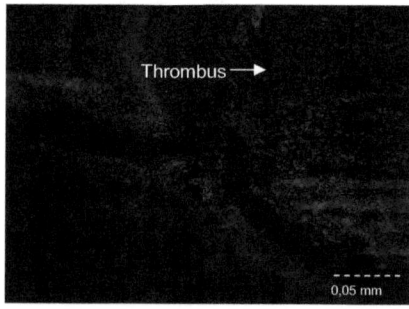

Abb. 45: Thrombus im linken Ventrikel des Iso- und Allograft. Deutlich können die grün fluoreszierenden CD11b markierten Zellen wahrgenommen werden. Diese manifestieren sich besonders im Blutkoagel. DAPI markiert die Zellkerne blau.

Zusammenfassend lässt sich aus den dargestellten Ergebnissen ableiten, dass sich der Vorgang der Transplantationsabstoßung im ^{19}F-MRT hervorragend darstellen lässt. Der signifikante Unterschied zwischen den isogen und allogen transplantierten Gruppen ist deutlich zu verifizieren und wird durch die anschließenden, konventionellen Diagnoseverfahren bestätigt.

IV. Diskussion

Die Ergebnisse dieser Arbeit zeigen, dass ^{19}F-MRT zur Detektion entzündlicher Prozesse in der Niere, sowie zur frühzeitigen Erkennung einer Transplantationsabstoßung genutzt werden kann. Bei den Studien zum Hirninfarkt konnten hingegen keine weiteren Einblicke in die an der Kontrasterzeugung beteiligten Immunzellen gewonnen werden. Im folgenden sollen die einzelnen Krankheitsmodelle und die damit einhergehenden Entzündungen im Detail besprochen werden.

Infiltrationskinetik von Makrophagen nach Hirninfarkt

Nach Induktion einer fokalen Ischämie zeigte sich im zeitlichen Verlauf eine Anreicherung von PFC-beladenen Monozyten und Makrophagen im Infarktgebiet. Diese Ergebnisse deckten sich mit der Tatsache, dass erst einige Tage nach Photothromboseinduktion eine stetige Infiltration von polymorphkernigen Zellen und Monozyten stattfindet. So wurde in anderen Studien festgestellt, dass die Einwanderung zwar nach 24 Stunden beginnt, aber erst ab Tag 2 ein substantielles Ausmaß annimmt ([44]). Der Beginn der Hauptanflutungswelle konnte nach Tag 4 nachgewiesen werden, was sich mit unseren Ergebnissen bezüglich der steigenden Signalintensität deckt ([45;46]). Die „relativ" späte Infiltration der inflammatorischen Zellen lässt sich durch deren Aufgabe begründen. So sind diese für die Abräumung des nekrotisch veränderten Materials und die Remodellierung des Gewebes zuständig. In Übereinstimmung mit diesen Befunden wurde an Tag 4 das maximale Fluorsignal detektiert, sodass weitere Untersuchungen zu dieser Zeit stattfanden. Interessanterweise zeigten demgegenüber die parallel untersuchten SPIOs eine verschobene Infiltrationskurve mit einem Maximum an Tag 6. Offenbar erfolgt hier eine etwas unterschiedliche Beladung der Immunzellen, sodass vergleichende Untersuchungen von SPIOs und PFCs unter Umständen zur Charakterisierung der Infiltrationen diverser Subpopulationen genutzt werden könnten.

Um jedoch eine optimale Vergleichbarkeit zu den PFCs zu erreichen, fanden die entsprechenden Untersuchungen mit SPIOs ebenfalls an Tag 4 statt. Dabei wurde untersucht, inwiefern sich eine Modulation der Monozyten- und Makrophagenpopulation auf die Darstellung inflammatorischer Prozesse auswirkt. Einerseits sollte mithilfe des Antikörpers MC21 eine Blockade der CCR-2 Rezeptorexprimierenden Monozyten und Makrophagen erfolgen, andererseits wurde durch den Einsatz von Clolip eine 85 %ige Depletion dieser Zellreihe erzielt. Der CCR2 Rezeptor ermöglicht inflammatorischen Zellen, wie in der Einleitung ausführlich erläutert, die Adhäsion an das Endothel, sowie die Überwindung der Bluthirnschranke ([12]). So hatte man unter Berücksichtigung seiner Funktion sowie der Ausschaltung des Monozyten- und Makrophagensystems durch Clolip erwartet, dass eine verringerte Deposition von PFCs und SPIOs erfolgt. Demgegenüber stellte sich bei beiden Markierungsstrategien heraus, dass an Tag 4 nach Photothrombose nur eine geringfügige Veränderung der Signalintensität in den MC21-Populationen gegenüber den Kontrollen zu verzeichnen war. Im parallel durchgeführten Clolip-Modell konnte überraschenderweise sogar eine stärkere Signalveränderung im Vergleich zu den PBS-Kontrollen detektiert werden. Die Entnahme der Gehirne von PBS-Kontrollen und Clolip-Mäusen zum Ende der Untersuchungsreihen zeigte interessanterweise eine vermehrte Einblutung in den Infarktarealen der depletierten Tiere. Offenbar führte die massive Reduktion der Monozyten/Makrophagen-Populationen zu einer Destabilisierung des Gefäßsystems im Infarktareal und zu einer unspezifischen Depostion des Kontrastmittels. Diese Interpretation wurde durch zusätzliche Versuche mit nativen Clolip-Tieren gestützt, die im Vergleich zu PBS-behandelten Mäusen, trotz fehlender SPIO-Gabe, eine ausgeprägte Signalauslöschung im Randgebiet des Infarktes zeigten. Die blutungsbedingte, vermehrte Ablagerung von dreiwertigem Eisen aus der Verbindung des Hämoglobins kann demnach als Ursache für die verstärkte Signalauslöschung bei den SPIO-Experimenten gesehen werden. Dementsprechend kann das verstärkte Fluorsignal durch die Zerstörung der Bluthirnschranke (BHS) erklärt werden, die nun eine freie Penetration der PFCs ermöglichte ([47,48]). Demzufolge wird hierfür der CCR2 Rezeptor nicht mehr benötigt und die Monozyten und Makrophagen, sowie die PFCs und SPIOs können die BHS frei überwinden. Weiterhin ist anzumerken, dass MC21 keinen Einfluss auf Granulozyten- und Lymphozytenzahl hatte. Da diese ebenfalls am inflammatorischen Prozess teilnehmen und eine geringe Aufnahme der PFCs bzw. SPIOs in neutrophile Granulozyten ([5])([49]) stattfindet, kann auch hier eine vermehrte Ablagerung erfolgen.

Auch in anderen Studien mit Blockade des CCR2 Rezeptors durch MC21 zeigte sich, dass trotz Inhibition eine Infiltration von Makrophagen und Monozyten in das entzündlich veränderte Gewebe nachzuweisen war. Eine mögliche Erklärung kann auch in der zeitlich limitierten Hemmung des Rezeptors, unabhängig von lokalen Entzündungsmediatoren liegen ([50;50;51]). Weitere Studien zeigten, dass das Ausmaß der Depletionen von Monozyten bzw. polymorphnukleärer Zellen durch Clolip geringer ist als erhofft ([52]). So konnten je nach Injektionsart nur einzelne, gewebsspezifische Subpopulationen mit dieser Methode eliminiert werden ([14]). Auch stellt die kurze Halbwertszeit von Clolip in der Zirkulation ein erhebliches Problem dar, da dies eine vermehrte kompensatorische Proliferation der betroffenen Zellen bedingen kann. Wahrscheinlich ist die vermehrte ^{19}F- Deposition im Randbereich des Hirninfarkts weniger durch die ^{19}F- markiereten Makrophagen und Monozyten bedingt, sondern vielmehr das Ergebnis einer unspezifischen Ablagerung im Zuge der Einblutung.

In Anbetracht dieser Ergebnisse und den aufgezeigten Interpretationsschwierigkeiten, konnten in diesen mechanistischen Untersuchung kein erweiternder Einblick gewonnen werden.

Detektion inflammatorischer Prozesse in der Niere

Die Darstellung einer Glomerulonephritis konnte erfolgreich mithilfe des ^{19}F-MRT erreicht werden. Dabei war das Signal hauptsächlich im kortikalen Bereich der Nieren lokalisiert, wo sich die Glomeruli befanden. Der medulläre Anteil war ausgespart. Ebenfalls konnte ein schwaches Fluorsignal im Rückenmark der transgenen Tiere verzeichnet werden. Die gesunden Kontrollen zeigten im Vergleich dazu lediglich eine PFC-Deposition in der Milz, während in der Niere und im Rückenmark kein Signal beobachtet werden konnte. Desweiteren wurden in dieser Versuchsreihe sowohl CD73$^{-/-}$ Mäuse als auch Wildtypen mit und ohne Glomerulonephritis gemessen und verglichen, um die Funktion des Adenosinbereitstellenden Enzyms CD73 in inflammatorischen Prozessen zu charakterisieren ([53]).

Im Vergleich zwischen Mutanten und Kontrollen mit Nephritis wurden deutliche Unterschiede in der Signalintensität für ^{19}F detektiert, wodurch auf das Ausmaß des inflammatorischen Prozesses geschlossen werden konnte. Es konnte in unseren Versuchen, ähnlich wie in anderen Studien([54]), gezeigt werden, dass CD73$^{-/-}$ Mäuse eine wesentlich stärkere inflammatorische Reaktion aufweisen. Bereits an Tag 10 wurde ein zweifach erhöhtes ^{19}F-MR-Integral beobachtet, was eine Woche später Signifikanzniveau erreichte. Zusätzlich wurde mithilfe der ^{1}H-Bilder eine Analyse des Nierenvolumens vorgenommen. Es wurde eine ausgeprägtere Volumenzunahme in den immundefizienten kranken Tieren verifiziert, die jedoch keine Signifikanz erreichte. Parallel dazu wurde in den transgenen Nephritistieren im Vergleich zu den Kontrollen eine massive Proteinurie festgestellt. In der Histologie konnte eine vermehrte sklerotische Veränderung der Gefäße (Abb. 26) unter Nephritis nachgewiesen werden, sowie eine stärkere Auflockerung des Gewebes in den entzündeten Nieren der Mutanten. Desweiteren zeigten die CD73$^{-/-}$ Tiere eine erhöhte Infiltration von CD11b-positiven Zellen in die Glomruli (Abb. 27).

Die dargestellten Ergebnisse zeigen wie wichtig alternative Methoden für die Diagnostik einer Glomerulonephritis sind. So ist die Bestimmung des Nierenvolumens ein klinisch häufig verwendeter Parameter, der im Unterschied zu unserer Vorgehensweise, mittels sonographischer Bildgebung ermittelt wird. Diese Methode zeigt jedoch oft in beginnenden Stadien keine eindeutigen Anzeichen, die eine zweifelsfreie Diagnose zulassen würden ([34]). Abnormitäten wie beispielsweise der Verlust der kortikomedullären Differenzierung, die Kompressionen der Kalizes und der renalen Sinus, sowie echogene Veränderungen ([55]) stellen sich ebenfalls häufig erst im fortgeschrittenen Verlauf dar. Andere diagnostische Verfahren wie die Computertomographie oder PET sind zwar sensitive Untersuchungsoptionen, jedoch mit hoher radiologischer Strahlenbelastung bzw. radioaktiver Belastung verbunden.([56]). Weiterhin kann das CT lediglich über morphologische Veränderungen Auskunft geben und lässt keine Aussage über das Ausmaß eines entzündlichen Prozesses zu. Als einzig sichere Maßnahme für den Nachweis einer Glomerulonephritis steht daher die Biopsie zur Verfügung. Wie alle invasiven Eingriffe geht auch diese immer mit einer erhöhten Komplikationsrate für weitere inflammatorische Prozesse einher und birgt das Risiko eines Stichprobenfehlers, da lediglich kleine Gewebsproben entnommen werden. In Anbetracht der derzeit gebräuchlichen Laborparameter wie Kreatinin, Harnstoff und C-reaktives Protein (CRP) ([33,57,58]) sowie der Nachweis einer Proteinurie, die alle nur hinweisgebend und erst zu späten Zeitpunkten eindeutig werden, wäre eine neue nicht-invasive Methode, wie es die ^{19}F-MR-Methode darstellen würde, von Vorteil. Bisher wurden im Bereich der Magnetresonanztomographie für einen Entzündungsnachweis nur Untersuchungen mit SPIOs durchgeführt. In diesen Studien wurden besonders nephritis- ([40]) und abstoßungsbedingte Anreicherungen der superparamagnetischen Eisenoxidpartikel ([59;60]) untersucht, die jedoch durch die unspezifische Signalauslöschung nur eine eingeschränkte Interpretation zuließen.

Die Validität der in dieser Arbeit vorgestellten Untersuchungsmethode konnte zusätzlich beim Nachweis der unterschiedlich stark ausgeprägten Glomerulonephritis in CD73$^{-/-}$ und Wildtypmäusen gezeigt werden. Die nicht-invasiv mittels in vivo ^{19}F-MR erhobenen Befunde konnten eindeutig durch histologische sowie klassische Laborparameter bestätigt werden. Die verstärkte Inflammation in der CD73$^{-/-}$-Population zeigte, dass extrazellulär gebildetes Adenosin das Ausmaß der renalen Entzündungsreaktion eindämmen kann. Dies ist im Einklang mit anderen Studien, die ebenfalls eine protektive Eigenschaft von Adenosin nachweisen konnten ([19]). Zusammenfassend konnten die Ergebnisse des Nephritismodells die ^{19}F-MR-Methode als sensitive, nicht-invasive Diagnostik zur Darstellung inflammatorischer Prozesse in der Niere aufzeigen. Desweiteren stellt die Niere mit ca. 2700 Transplantationen pro Jahr (2008) eines der häufigsten gespendeten und ersetzten Organe im klinischen Alltag dar ([61]). Somit könnte die Etablierung einer frühzeitigen und sensitiven Detektionsmethode einer Nephritis, wie z.B. dem ^{19}F-MRT, möglicherweise zu einer Verminderung der Transplantationszahlen führen.

Detektion der Abstoßungsreaktion im iso- und allogenen Transplantationsmodell

Im diesem Versuchsmodell zeigte sich, dass auch eine Transplantatabstoßung mithilfe von ^{19}F im MRT erfolgreich nachgewiesen werden kann. Da das retikuloendotheliale System als Hauptzellpopulation an diesem Prozess beteiligt ist ([62]), ermöglichte die PFC-Beladung zirkulierender Monozyten/Makrophagen auch hier den Einsatz unserers Verfahrens. Durch konsekutive Messungen beginnend an Tag 3 nach OP konnten bereits zum ersten Untersuchungszeitpunkt inflammatorische Prozesse im Allograft nachgewiesen werden. Demgegenüber zeigte sich beim Isograft keine PFC-Ablagerung im Sinne einer Abstoßungsreaktion, sondern lediglich einige *Hot spots* im Bereich der neuen vaskulären Anastomosen. Der Zeitraum der kalten Ischämie, in der das Herz in kardiopleger Lösung während der Transplantation aufbewahrt wurde, sowie die warme Ischämie in der Reperfusionsphase sind ein möglicher Erklärungsansatz für die zu Beginn detektierten PFC-Signale in der isogenen Gruppe ([39;62;63]). Ansonsten war über den gesamten Untersuchungszeitraum kein ^{19}F-Signal im Myokard zu beobachten, das auf einen Angriff bzw. Untergang des Gewebes deuten ließ. Im Vergleich waren im Allograft bereits an Tag 3 im linksventrikulären Bereich inflammatorische Reaktionen zu verzeichnen, die sich im weiteren Verlauf deutlich verstärkten. An Tag 6 war schließlich der gesamte ventrikuläre Bereich entzündlich verändert. Die parallel durchgeführte digitale Palpation zur Beurteilung der Schlagkraft des transplantierten Herzens zeigte keine Veränderungen in der isogenen Gruppe, während bei den Allografts erst an Tag 6 eine Abschwächung der Kontraktionskraft zu verzeichnen war. Wie bereits oben erwähnt, konnte demgegenüber jedoch erheblich früher im MRT ein ^{19}F-Signal detektiert werden. Auch im normalen Protonenscan wurden zu diesem frühen Zeitpunkt keine Anzeichen einer Abstoßung beobachtet. Die Sensitivität dieser Methode wird ebenfalls durch die Detektion eines ^{19}F-Signals um die Gefäßanastomosen des Isografttransplantats deutlich, sowie durch eine geringradige PFC-Deposition im Myokard. Im nicht-transplantierten Herzen wurde in vivo zu keiner Zeit ein Signal beobachtet ([5]). Somit konnte die operativ induzierte Gefäßverletzung sowie die durch kalte Ischämie und reperfusionsbedingte Schädigung des Gewebes anhand einer PFC-Ablagerung verifiziert werden.

Um anschließend unsere Ergebnisse mit den derzeitig üblichen klinischen Diagnostiken zu überprüfen, wurde eine histologische Färbung mit HE (Abb. 44) durchgeführt. Dabei war eine starke Immunzellinfiltration ins Myokards zu erkennen. Anhand der massiven Ansammlung von Kernen der Entzündungszellen, die dem Makrophagen- und Monozytensystem sowie den lymphozytären Zellen zuzuordnen waren, konnte der inflammatorische Prozess eindeutig untermauert werden. Auch die verbreiterten Interzellularräume, sowie die Deformation der Zellkerne wiesen auf den Untergang des allogenen Gewebes hin. Desweiteren zeigte die Immunhistologie im ventrikulären Myokard eine massive Ansammlung von Monozyten und

Makrophagen (CD11b-positiven Zellen) in der allogenen Gruppe (Abb. 44). Neutrophile Granulozyten waren hingegen nicht in großer Zahl vertreten, da diese meist als Folge der nichtimmunologischen ischämischen Phase auftreten und nach kurzer Zeit wieder verschwinden ([64]). Anschließend folgt die Einwanderung von Makrophagen und Monozyten, sowie Lymphozyten, was auch durch andere Studien belegt werden konnte ([65]).

Ein Nebenaspekt war der mikroskopisch im linken Ventrikel deutlich nachweisbare Thrombus mit ebenfalls verstärkter Ansammlung von Makrophagen und Monozyten. Dieser Thrombus stellte sich jedoch nicht im MRT dar. Zu erklären ist dies damit, dass nach Aufnahme der Schlagfunktion die Ventrikel weitgehend vom Blutfluss durch die druckverschlossene Aortenklappe ausgespart werden und somit keine Perfluorcarbone in diesen Bereich gelangen können. Der Thrombus selbst ensteht wahrscheinlich direkt in der Transplantationsphase und enthält daher nur Zellen die während der Operation noch in diesen Abschnitt gelangen konnten. Durch die fehlende Beteiligung der Ventrikel am Blutkreislauf konnten die PFC-beladenen Monozyten und Makrophagen nicht in den Thrombus wandern, wodurch keine Deposition erfolgen konnte. Die immunhistologisch nachgewiesenen Monozyten und Makrophagen stammten also vermutlich aus den Resten des verbliebenen Blutes vom Spendertier während der Operation. Dieses Phänomen konnte sowohl in den isogenen, als auch in den allogenen Herzen beobachtet werden.

Die Untersuchungsergebnisse zur ^{19}F-MR Diagnostik einer akuten Abstoßungsreation zeigen, dass der klinische Einsatz von PFCs eine neue nicht-invasive und frühzeitig sensitive Methode bieten könnte. Der entzündlich bedingten Abstoßungsreaktion nach Herztransplantation durch beispielsweise unzureichende Immunsuppression gilt besondere Aufmerksamkeit. Im Jahr 2008 wurden ca 318 Operationen in diesem Bereich durchgeführt, 718 Patienten warten noch auf ein geeignetes Organ ([33]). Die Gefahren, die solche Eingriffe mit sich bringen, schließen letztendlich nicht nur die Komplikationen während der Durchführung der Transplantation ein, sondern beruhen vielmehr auch auf der Güte der Überwachung der postoperativen Phase. So ist die akute parenchymale Abstoßung die häufigste Ursache des Funktionsverlustes des Organs ([66]). Die Schädigung beruht dabei nicht allein auf dem Angriff des fremden Gewebes durch das Immunsystem, sondern wird ebenfalls durch die kalte ischämische Phase und deren Reperfusion während der Operation initiiert. Einen nicht unerheblichen Einfluss haben auch die HLA-Antigene, die bei nur kleinstem Unterschied zwischen Spender und Empfänger zu dramatischen Abstoßungsreaktionen führen können. Dieser Prozess verläuft häufig schleichend und derzeit kann nur mittels invasiver, bioptischer Sicherung Klarheit über das Vorliegen einer Abstoßung geschaffen werden ([67]). Diese ist jedoch immer mit Komplikationen wie der Perforationsgefahr von Gefäßen oder des coronaren Septums durch unvorsichtiges Vorschieben des Katheters assoziiert.

Auch die erhöhte Infektanfälligkeit der Patienten durch die therapiebedingte Immunsuppression spielen eine wichtige Rolle in der Überlebenswahrscheinlichkeit. Desweiteren können nur Einzelproben aus dem Myokard gewonnen werden, deren Auswertung dann auf das gesamte Gewebe übertragen werden muss. Dadurch kann es zu falschen positiven bzw. negativen Ergebnissen kommen.

Mit Verwendung von Laborparametern und echokardiographischen Funktionsuntersuchungen wird zwar versucht diesen „blinden Bereich" weitgehend zu umgehen, dennoch beeinträchtigen wiederum Störfaktoren wie das „unzuverlässige" Auftreten bestimmter Plasmamarker (B-Typ-natriuretisches Peptid, Troponin, CRP, IL-6) eine sichere Diagnose ([68]). Demgegenüber kann mittels MRT als intrinsisch tomographische Methode das gesamte Organ abgescannt werden. Auch Größenunterschiede, die auf eine Hypertrophie bzw Dilatation des Herzens infolge einer Entzündung hinweisen würden, könnten mithilfe der parallel durchgeführten ^{1}H-Bilder zusätzlich diagnostiziert werden.

Vergleichbare ^{1}H-MR-Studien wurden bisher lediglich unter Verwendung von SPIOs durchgeführt. In einem ähnlichen murinen Abstoßungsmodell mit Balb/c (h-2^d) und C57BL/6 (h-2^b) wurden signifikante Unterschiede zwischen iso- und allogen transplantierten Tieren jedoch nicht vor Tag 7 nach OP beobachtet ([65]). Im Gegensatz dazu ermöglichte der Einsatz von PFCs bereits an Tag 3 nach OP eine Visualisierung des beginnenden, akut inflammatorischen Prozesses. Ein vergleichbares allotransplantiertes Rattenmodell unter Verwendung von USPIOs bwz. MSPIOs zeigte ebenfalls erst zu einem späteren Zeitpunkt Zeichen einer Abstoßung ([43;69;70]). Darüberhinaus ist die Quantifizierung des ^{19}F-MR-Signals deutlich einfacher als bei den superparamagnetischen Eisenoxidpartikeln. Die Deposition der SPIOs führt zu Störungen des regionalen Magnetfeldes und erzeugt dadurch Auslöschungseffekte ([71]). Die sich dadurch darstellenden Schwärzungen im ^{1}H-Bild können oft nur schwierig gegen andere Artefakte abgegrenzt werden. Weiterhin können, wie im Hirninfarktmodell beschrieben, zahlreiche Störfaktoren, wie beispielsweise die Ablagerung von Eisen durch Einblutungen, eine Interpretation zuasätzlich erschweren.

Außerdem bieten die PFCs nicht allein auf bildgebender Ebene eine Verwendungsmöglichkeit, sondern besitzen ebenfalls durch ihre chemische Beschaffenheit eine medikamenttransportierende und -freisetzende Funktion ([72;73]). Auch die Tatsache, dass es im Körper keinen ^{19}F-Hintergrund gibt, stellt einen Vorteil dieser Substanzklasse dar. Durch die inerte Struktur, die sich durch die stabile C-F Verbindung und eine abschirmende Elektronenwolke um die Fluorketten auszeichnet, besitzen PFCs eine geringe molekulare Interaktionsfähigkeit ([73;74]). Ebenfalls können diese im Vergleich zu den SPIOs nicht metabolisiert oder enzymatisch gespalten werden, sondern werden über das respiratorische System abgeatmet ([75]). Dieser Aspekt hat jedoch die negative Komponente, dass der Cronenether eine lange Verweildauer im Organismus aufweist und eventuell zu späteren

Zeitpunkten negative Auswirkungen, wie beispielsweise allergische oder toxische Reaktionen, hervorrufen könnten. Die intravenöse Verabreichung der PFCs ermöglicht jedoch eine effektive Markierung der Monozyten und Makrophagen (≈ 50%), wie bereits aus vorherigen Studien ersichtlich wurde ([5;76-78]). Weiterhin konnte in Blut- und Gewebeuntersuchungen, die sich die Kombination von Gradientdichtezentrifugation, FACS-Analyse und $^1H/^{19}F$-MR zunutze machen, nur eine geringe Aufnahme der Nanopartikel in neutrophile Granulozyten, sowie B- und T-Zellen nachgewiesen werden. Dies entspricht den anderen Studien, in denen lediglich unter Verwendung des Transfektionsagens Lipofectamine eine effiziente PFC-Markierung von schwach phygozytierenden Zelltypen erreicht werden konnte ([79]). Unter diesem Aspekt erscheint eine in situ Markierung von anderen Immunzellen schwierig zu verifizieren, jedoch kann durch Modifikation der Partikelgröße und -oberfläche ein möglicher Ansatz in der Beeinflussung des Phagozytosepotenzials anderer Zellpopulationen gesehen werden. Dahingehend ist die jetzige Methode auf die PFC-Beladung von Monozyten und Makrophagen beschränkt und erlaubt zur Zeit keine Identifizierung von B- oder T-Lymphozyten, die als Haupinitiatoren der allogenen Transplantabstoßung gesehen werden können ([62;80]). Andererseits konnte gezeigt werden, dass das Monozyten/Makrophagensystem eine wichtige Rolle bei der frühen Zellinvasion in allogen transplantiertes Herzgewebe spielt ([69;81]) und daher als einer der Effektoren in akuten renalen, kardialen und kornealen Abstoßungsreaktionen angesehen wird ([62]).

Ein Nachteil der Perfluorcarbone zeigt sich in ihrer intravenösen Verabreichung. Kontrastmittel können Allergien bishin zu schockähnlichen Zuständen verursachen. Auch wenn bisher keine toxischen Auswirkungen auf den Organismus in der Maus nachgewiesen wurden ([5;80;81]), so ist dies auf den Menschen nicht ohne weiteres übertragbar. Auch die große Menge, die zur Diagnostik mit PFCs benötigt würde, stellt einen Nachteil des beschriebenen Ansatzes dar. So wird der Maus ca. 500 μl der Emulsion verabreicht bei einem Gesamtblutvolumen von ca. 2 ml. Dementsprechend müsste dem Menschen ca. ¼ seines ca. 5 Liter betragenden Blutvolumens zur Untersuchung im MRT verabreicht werden. Auch wenn in Tiermodellen bereits ein Signal bei Injektion von 50 μl der Substanz verzeichnet werden konnte (nicht veröffentlichte Studie), müssen in diesem Bereich noch weitere Untersuchungen erfolgen. Auch die Dauer von 20 Minuten jeder einzelnen ^{19}F-Messungen stellt einen einschränkenden Gesichtspunkt dar. Für die optimale, artefaktfreie Bildgebung muss während der gesamten Untersuchungszeit eine ruhige Position eingehalten werden. Dies ist beispielsweise bei Kindern nur durch eine Narkose zu bewerkstelligen, die allerdings wiederum mit zahlreichen Komplikationen und hohem Zeitaufwand einhergeht. Ebenfalls müsste eine Implementierung der ^{19}F-Detektion in klinische MRTs gewährleistet werden, um eine Verwendung in der Diagnostik zu finden. Da der ^{19}F-Kern eine ähnliche Sensitivität wie der ^1H-Kern aufweist, könnten klinische Scanner (3 Tesla) mit einer analogen Empfindlichkeit ([82]) der humanen Voxelgröße im Bereich von 2 bis 20 µl arbeiten, im Vergleich zu 0,2 µl in der vorliegenden Studie unter Verwendung eines 9,4 Tesla MRTs.

Abstract

In dieser Arbeit wurden unterschiedliche murine Entzündungsmodelle (Hirninfarkt, Glomerulonephrits und Transplantatabstoßung) dahingehend untersucht, ob sich die damit einhergehende lokale Entzündung mittels ^{19}F-MRT darstellen lässt. Vorteil von ^{19}F-MRT ist, dass sich die dazu verwendeten Perfluorcarbone (PFC) aufgrund des fehlenden Fluor-Hintergrunds im Körper durch einen positiven Kontrast im MRT detektieren lassen. Nach intravenöser Injektion werden die PFCs bevorzugt von zirkulierenden Monozyten phagozytiert, die sich dann im inflammatorisch veränderten Geweben anreichern. Bei allen untersuchten Modellen handelt es sich um klinisch wichtige und häufig auftretende Krankheiten, wobei der Grad der Entzündung bis heute nur mit invasiven Techniken diagnostiziert werden kann.

Im Hirninfarktmodell fand sich eine zeitliche Zunahme des Fluorsignals nach Photothromboseinduktion. Ein ähnlicher Zeitgang konnte auch in parallel durchgeführten Versuchen mit superparamagnetischen Eisenoxidpartikeln (SPIOs) beobachtet werden, in denen eine verstärkte Signalauslöschung im ^{1}H-Scan verifiziert wurde. Die Blockade des CCR2-Rezeptors auf Makrophagen durch den Antikörper MC21, sowie die Reduktion der Monozyten- bzw. Makrophagenanzahl durch Clodronat-Liposomen (Clolip), führte jedoch nicht zu der erwarteten Erniedrigung der MR-Signale. Umgekehrt nahm in beiden Fällen das ^{19}F-Signal zu, was wahrscheinlich durch die gesteigerte Einblutung in den Infarktrandbereich und einer damit einhergehenden unspezifischen Ablagerung von PFCs und SPIOs zu erklären ist.

Eine Gomerulonephitis, die durch Immunisierung mit GBM (glomeruläre Basalmembran) induziert wurde, konnte mittels ^{19}F-MRT nachgewiesen werden. Desweiteren zeigten sich in CD73$^{-/-}$ Mäusen im Vergleich zu den Wildtypen deutlich verstärkte ^{19}F-MR Signale. Dadurch konnte nachgewiesen werden, dass dem durch die CD73 gebildeten Adenosin eine protektive Rolle zukommt. Parallel dazu wurde eine Volumenzunahme der entzündlich veränderten Niere mittels ^{1}H-MR festgestellt, wobei ebenfalls die CD73 Mutanten stärker betroffen waren. Mittels Immunhistologie konnte ebenso eine verstärkte Infiltration von CD11b-positiven Zellen im entzündlich veränderten Nierenkortex bei CD73-defizienten Mäusen beobachtet werden, was die in-vivo MRT Befunde untermauert.

Abschließend konnte eine akute Abstoßungsreaktion in einem heterologen Transplantationsmodell des Herzens mittels ^{19}F-MRT frühzeitig nachgewiesen werden. Die Allografts zeigten im Rahmen einer Abstoßungreaktion ein ausgeprägtes ^{19}F-MR- nachweisbares Entzündungsgeschehen, was sich über die Zeit nach der Transplantation massiv verstärkte. Demgegenüber wiesen transplantierte Isografts keine ^{19}F-MR Signale auf. Die invivo Ergebnisse wurden durch Immunhistochemie von Makrophagen und Monozyten verifiziert.

In allen in dieser Arbeit zur Anwendung gekommenen Modellen konnten inflammatorische Prozesse durch ^{19}F-MRT erfolgreich dargestellt werden. Die ^{19}F-MRT Methode erlaubt somit eine sensitive Diagnostik einer Nephritis und Transplantatabstoßung. Im Falle eines Hirninfaktes überlagerten die Blutungen in den Randbereich das inflammatorische Signal. Inwiefern eine Übertragung des ^{19}F-MRT im klinischen Alltag zur nicht-invasiven Ermittlung inflammatorischer Prozesse möglich ist, muss durch weitere Studien erforscht werden.

VI. Literaturverzeichnis

1. Jander S, Schroeter M, Saleh A. Imaging inflammation in acute brain ischemia. *Stroke*. 2007;38:642-645.

2. Weissleder R, Elizondo G, Wittenberg J et al. Ultrasmall superparamagnetic iron oxide: characterization of a new class of contrast agents for MR imaging. *Radiology*. 1990;175:489-493.

3. Bulte JW. Hot spot MRI emerges from the background. *Nat Biotechnol*. 2005;23:945-946.

4. Bauer J, Zahres M, Zellermann A et al. Perfluorocarbon-filled poly(lactide-co-gylcolide) nano- and microcapsules as artificial oxygen carriers for blood substitutes: a physicochemical assessment. *J Microencapsul*. 2010;27:122-132.

5. Flogel U, Ding Z, Hardung H et al. In vivo monitoring of inflammation after cardiac and cerebral ischemia by fluorine magnetic resonance imaging. *Circulation*. 2008;118:140-148.

6. Rollins BJ. Chemokines. *Blood*. 1997;90:909-928.

7. Yoshie O, Imai T, Nomiyama H. Novel lymphocyte-specific CC chemokines and their receptors. *J Leukoc Biol*. 1997;62:634-644.

8. Dimitrijevic OB, Stamatovic SM, Keep RF et al. Effects of the chemokine CCL2 on blood-brain barrier permeability during ischemia-reperfusion injury. *J Cereb Blood Flow Metab*. 2006;26:797-810.

9. Mennicken F, Maki R, De Souza EB et al. Chemokines and chemokine receptors in the CNS: a possible role in neuroinflammation and patterning. *Trends Pharmacol Sci*. 1999;20:73-78.

10. Sato N, Ahuja SK, Quinones M et al. CC chemokine receptor (CCR)2 is required for langerhans cell migration and localization of T helper cell type 1 (Th1)-inducing dendritic cells. Absence of CCR2 shifts the Leishmania major-resistant phenotype to a susceptible state dominated by Th2 cytokines, b cell outgrowth, and sustained neutrophilic inflammation. *J Exp Med*. 2000;192:205-218.

11. Stamatovic SM, Keep RF, Kunkel SL et al. Potential role of MCP-1 in endothelial cell tight junction 'opening': signaling via Rho and Rho kinase. *J Cell Sci*. 2003;116:4615-4628.

12. Dimitrijevic OB, Stamatovic SM, Keep RF et al. Absence of the chemokine receptor CCR2 protects against cerebral ischemia/reperfusion injury in mice. *Stroke*. 2007;38:1345-1353.

13. Mack M, Cihak J, Simonis C et al. Expression and characterization of the chemokine receptors CCR2 and CCR5 in mice. *J Immunol*. 2001;166:4697-4704.

14. Van Rooijen N, Sanders A. Liposome mediated depletion of macrophages: mechanism of action, preparation of liposomes and applications. *J Immunol Methods*. 1994;174:83-93.

15. Yoneyama Y, Suzuki S, Sawa R et al. Plasma adenosine concentrations increase in women with hyperemesis gravidarum. *Clin Chim Acta*. 2004;342:99-103.

16. Fredholm BB, IJzerman AP, Jacobson KA et al. International Union of Pharmacology. XXV. Nomenclature and classification of adenosine receptors. *Pharmacol Rev.* 2001;53:527-552.

17. Zimmermann H. 5'-Nucleotidase: molecular structure and functional aspects. *Biochem J.* 1992;285 (Pt 2):345-365.

18. Abbracchio MP, Cattabeni F. Brain adenosine receptors as targets for therapeutic intervention in neurodegenerative diseases. *Ann N Y Acad Sci.* 1999;890:79-92.

19. Grenz A, Osswald H, Eckle T et al. The reno-vascular A2B adenosine receptor protects the kidney from ischemia. *PLoS Med.* 2008;5:e137.

20. Armstead WM. Hypotension dilates pial arteries by KATP and kca channel activation. *Brain Res.* 1999;816:158-164.

21. Fredholm BB. Adenosine and neuroprotection. *Int Rev Neurobiol.* 1997;40:259-280.

22. Hasko G, Kuhel DG, Chen JF et al. Adenosine inhibits IL-12 and TNF-[alpha] production via adenosine A2a receptor-dependent and independent mechanisms. *FASEB J.* 2000;14:2065-2074.

23. Kaczmarek I, Deutsch MA, Kauke T et al. Donor-specific HLA alloantibodies: long-term impact on cardiac allograft vasculopathy and mortality after heart transplant. *Exp Clin Transplant.* 2008;6:229-235.

24. Herold, Lehrbuch für Innere medizin; 2009

25. Heo JH, Han SW, Lee SK. Free radicals as triggers of brain edema formation after stroke. *Free Radic Biol Med.* 2005;39:51-70.

26. Lee JM, Grabb MC, Zipfel GJ et al. Brain tissue responses to ischemia. *J Clin Invest.* 2000;106:723-731.

27. Ringel F, Chang RC, Staub F et al. Contribution of anion transporters to the acidosis-induced swelling and intracellular acidification of glial cells. *J Neurochem.* 2000;75:125-132.

28. Dejana E. Endothelial cell-cell junctions: happy together. *Nat Rev Mol Cell Biol.* 2004;5:261-270.

29. del Zoppo GJ, Schmid-Schonbein GW, Mori E et al. Polymorphonuclear leukocytes occlude capillaries following middle cerebral artery occlusion and reperfusion in baboons. *Stroke.* 1991;22:1276-1283.

30. Galesic K, Sabljar-Matovinovic M, Prkacin I et al. [Diabetic nephropathy and primary glomarular diseases]. *Lijec V jesn.* 2009;131:141-145.

31. Neugarten J, Feith GW, Assmann KJ et al. Role of macrophages and colony-stimulating factor-1 in murine antiglomerular basement membrane glomerulonephritis. *J Am Soc Nephrol.* 1995;5:1903-1909.

32. Floege J, van Roeyen C, Boor P et al. The role of PDGF-D in mesangioproliferative glomerulonephritis. *Contrib Nephrol.* 2007;157:153-158.

33. Waikar SS, Bonventre JV. Biomarkers for the diagnosis of acute kidney injury. *Nephron Clin Pract.* 2008;109:c192-c197.

34. Gheissari A. The place of ultrasound in renal medicine. *Saudi J Kidney Dis Transpl.* 2006;17:540-548.

35. Thurston W, Wilson SR. The Urinary Tract

36. Wehner JR, Morrell CN, Rodriguez ER et al. Immunological challenges of cardiac transplantation: the need for better animal models to answer current clinical questions. *J Clin Immunol.* 2009;29:722-729.

37. Singh N, Pirsch J, Samaniego M. Antibody-mediated rejection: treatment alternatives and outcomes. *Transplant Rev (Orlando).* 2009;23:34-46.

38. Flomenberg N, Baxter-Lowe LA, Confer D et al. Impact of HLA class I and class II high-resolution matching on outcomes of unrelated donor bone marrow transplantation: HLA-C mismatching is associated with a strong adverse effect on transplantation outcome. *Blood.* 2004;104:1923-1930.

39. Shimizu K, Libby P, Shubiki R et al. Leukocyte integrin Mac-1 promotes acute cardiac allograft rejection. *Circulation.* 2008;117:1997-2008.

40. Ye Q, Yang D, Williams M et al. In vivo detection of acute rat renal allograft rejection by MRI with USPIO particles. *Kidney Int.* 2002;61:1124-1135.

41. Schrijver G, Bogman MJ, Assmann KJ et al. Anti-GBM nephritis in the mouse: role of granulocytes in the heterologous phase. *Kidney Int.* 1990;38:86-95.

42. Rosenkranz AR, Mendrick DL, Cotran RS et al. P-selectin deficiency exacerbates experimental glomerulonephritis: a protective role for endothelial P-selectin in inflammation. *J Clin Invest.* 1999;103:649-659.

43. Wu K, Zhang J, Fu J et al. Novel technique for blood circuit reconstruction in mouse heart transplantation model. *Microsurgery.* 2006;26:594-598.

44. Lee VM, Burdett NG, Carpenter A et al. Evolution of photochemically induced focal cerebral ischemia in the rat. Magnetic resonance imaging and histology. *Stroke.* 1996;27:2110-2118.

45. Kleinschnitz C, Bendszus M, Frank M et al. In vivo monitoring of macrophage infiltration in experimental ischemic brain lesions by magnetic resonance imaging. *J Cereb Blood Flow Metab.* 2003;23:1356-1361.

46. Braun JS, Jander S, Schroeter M et al. Spatiotemporal relationship of apoptotic cell death to lymphomonocytic infiltration in photochemically induced focal ischemia of the rat cerebral cortex. *Acta Neuropathol.* 1996;92:255-263.

47. Gadian DG, Allen K, van Bruggen N et al. Applications of NMR spectroscopy to the study of experimental stroke in vivo. *Stroke.* 1993;24:I57-I59.

48. Engberink RD, Blezer EL, Hoff EI et al. MRI of monocyte infiltration in an animal model of neuroinflammation using SPIO-labeled monocytes or free USPIO. *J Cereb Blood Flow Metab.* 2008;28:841-851.

49. Ebner et al, 2010; Circ.Cardiovasc Imaging

50. Dagkalis A, Wallace C, Xu H et al. Development of experimental autoimmune uveitis: efficient recruitment of monocytes is independent of CCR2. *Invest Ophthalmol V is Sci.* 2009;50:4288-4294.

51. Xu H, Manivannan A, Dawson R et al. Differentiation to the CCR2+ inflammatory phenotype in vivo is a constitutive, time-limited property of blood monocytes and is independent of local inflammatory mediators. *J Immunol.* 2005;175:6915-6923.

52. Kochanek PM, Hallenbeck JM. Polymorphonuclear leukocytes and monocytes/ macrophages in the pathogenesis of cerebral ischemia and stroke. *Stroke.* 1992;23:1367-1379.

53. Volmer JB, Thompson LF, Blackburn MR. Ecto-5'-nucleotidase (CD73)-mediated adenosine production is tissue protective in a model of bleomycin-induced lung injury. *J Immunol.* 2006;176:4449-4458.

54. Sitkovsky M, Lukashev D, Deaglio S et al. Adenosine A2A receptor antagonists: blockade of adenosinergic effects and T regulatory cells. *Br J Pharmacol.* 2008;153 Suppl 1:S457-S464.

55. Thurston W, Wilson SR. The Urinary Tract

56. Majd M, Nussbaum Blask AR, Markle BM et al. Acute pyelonephritis: comparison of diagnosis with 99mTc-DMSA, SPECT, spiral CT, MR imaging, and power Doppler US in an experimental pig model. *Radiology.* 2001;218:101-108.

57. Han WK, Waikar SS, Johnson A et al. Urinary biomarkers in the early diagnosis of acute kidney injury. *Kidney Int.* 2008;73:863-869.

58. Vaidya VS, Waikar SS, Ferguson MA et al. Urinary Biomarkers for Sensitive and Specific Detection of Acute Kidney Injury in Humans. *Clin Transl Sci.* 2008;1:200-208.

59. Hauger O, Delalande C, Deminiere C et al. Nephrotoxic nephritis and obstructive nephropathy: evaluation with MR imaging enhanced with ultrasmall superparamagnetic iron oxide-preliminary findings in a rat model. *Radiology.* 2000;217:819-826.

60. Jo SK, Hu X, Kobayashi H et al. Detection of inflammation following renal ischemia by magnetic resonance imaging. *Kidney Int.* 2003;64:43-51.

61. DSO- Deutsche Stiftung Organtransplantation

62. Wyburn KR, Jose MD, Wu H et al. The role of macrophages in allograft rejection. *Transplantation.* 2005;80:1641-1647.

63. Furukawa Y, Libby P, Stinn JL et al. Cold ischemia induces isograft arteriopathy, but does not augment allograft arteriopathy in non-immunosuppressed hosts. *A m J Pathol.* 2002;160:1077-1087.

64. Akimoto H, McDonald TO, Weyhrich JT et al. Antibody to CD18 reduces neutrophil and T lymphocyte infiltration and vascular cell adhesion molecule-1 expression in cardiac rejection. *Transplantation.* 1996;61:1610-1617.

65. Christen T, Nahrendorf M, Wildgruber M et al. Molecular imaging of innate immune cell function in transplant rejection. *Circulation*. 2009;119:1925-1932.

66. Mehra MR, Ventura HO, Chambers R et al. Predictive model to assess risk for cardiac allograft vasculopathy: an intravascular ultrasound study. *J Am Coll Cardiol*. 1995;26:1537-1544.

67. Tan CD, Baldwin WM, III, Rodriguez ER. Update on cardiac transplantation pathology. *Arch Pathol Lab Med*. 2007;131:1169-1191.

68. Frick M, Antretter H, Pachinger O et al. Biomarker zur Diagnose der zellulären Abstoßung nach Herztransplantation. *Herz*. 2010;35:11-16.

69. Kanno S, Wu YJ, Lee PC et al. Macrophage accumulation associated with rat cardiac allograft rejection detected by magnetic resonance imaging with ultrasmall superparamagnetic iron oxide particles. *Circulation*. 2001;104:934-938.

70. Penno E, Johansson L, Ahlstrom H et al. Ultrasmall iron oxide particle contrast agent and MRI can be used to monitor the effect of anti-rejection treatment. *Transplantation*. 2007;84:374-379.

71. Faber C, Heil C, Zahneisen B et al. Sensitivity to local dipole fields in the CRAZED experiment: an approach to bright spot MRI. *J Magn Reson*. 2006;182:315-324.

72. Kaneda MM, Caruthers S, Lanza GM et al. Perfluorocarbon nanoemulsions for quantitative molecular imaging and targeted therapeutics. *Ann Biomed Eng*. 2009;37:1922-1933.

73. Pan D, Lanza GM, Wickline SA et al. Nanomedicine: perspective and promises with ligand-directed molecular imaging. *Eur J Radiol*. 2009;70:274-285.

74. Krafft MP. Fluorocarbons and fluorinated amphiphiles in drug delivery and biomedical research. *Adv Drug Deliv Rev*. 2001;47:209-228.

75. Spahn DR. Blood substitutes. Artificial oxygen carriers: perfluorocarbon emulsions. *Crit Care*. 1999;3:R93-R97.

76. Ebner B, Behm P, Jacoby C et al. Early assessment of pulmonary inflammation by 19F MRI in vivo. *Circ Cardiovasc Imaging*. 2010;3:202-210.

77. Mattrey RF, Long DM, Multer F et al. Perfluoroctylbromide: a reticuloendothelial-specific and tumor-imaging agent for computed tomography. *Radiology*. 1982;145:755-758.

78. Smith DJ, Kornbrust ES, Lane TA. Phagocytosis of a fluorescently labeled perflubron emulsion by a human monocyte cell line. *Artif Cells Blood Substit Immobil Biotechnol*. 1994;22:1215-1221.

79. Krafft MP, Riess JG. Chemistry, physical chemistry, and uses of molecular fluorocarbon--hydrocarbon diblocks, triblocks, and related compounds--unique "apolar" components for self-assembled colloid and interface engineering. *Chem Rev*. 2009;109:1714-1792.

80. Ahrens ET, Flores R, Xu H et al. In vivo imaging platform for tracking immunotherapeutic cells. *Nat Biotechnol*. 2005;23:983-987.

81. Partlow KC, Chen J, Brant JA et al. 19F magnetic resonance imaging for stem/ progenitor cell tracking with multiple unique perfluorocarbon nanobeacons. *FASEB J*. 2007;21:1647-1654.

82. Holland GN, Bottomley PA. A colour display technique for NMR imaging. *J Phys E*. 1977;10:714-716.

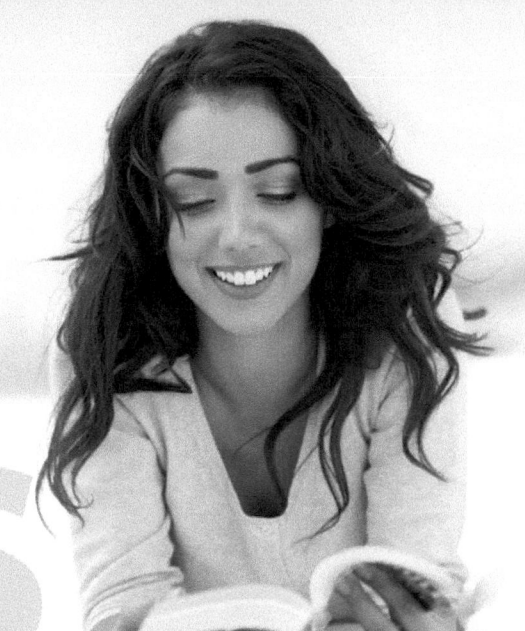

i want morebooks!

Buy your books fast and straightforward online - at one of world's fastest growing online book stores! Environmentally sound due to Print-on-Demand technologies.

Buy your books online at
www.get-morebooks.com

Kaufen Sie Ihre Bücher schnell und unkompliziert online – auf einer der am schnellsten wachsenden Buchhandelsplattformen weltweit! Dank Print-On-Demand umwelt- und ressourcenschonend produziert.

Bücher schneller online kaufen
www.morebooks.de

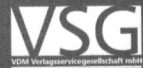

VDM Verlagsservicegesellschaft mbH
Heinrich-Böcking-Str. 6-8
D - 66121 Saarbrücken

Telefon: +49 681 3720 174
Telefax: +49 681 3720 1749

info@vdm-vsg.de
www.vdm-vsg.de

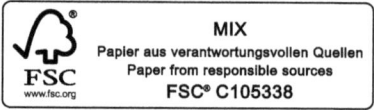

Printed by Books on Demand GmbH, Norderstedt / Germany